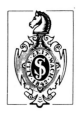

K.-F. Hamann

# Training gegen Schwindel

Mechanismen der vestibulären Kompensation
und ihre therapeutische Anwendung

Springer-Verlag
Berlin Heidelberg New York
London Paris Tokyo

Prof. Dr. Karl-Friedrich Hamann
HNO-Klinik und Poliklinik
des Klinikums rechts der Isar
der Technischen Universität München
Ismaninger Straße 22
8000 München 80

ISBN 3-540-17298-X Springer-Verlag Berlin Heidelberg New York
ISBN 0-387-17298-X Springer-Verlag New York Berlin Heidelberg

Dieses Werk ist urheberrechtlich geschützt. Die dadurch begründeten Rechte, insbesondere die der Übersetzung, des Nachdrucks, des Vortrags, der Entnahme von Abbildungen und Tabellen, der Funksendung, der Mikroverfilmung oder der Vervielfältigung auf anderen Wegen und der Speicherung in Datenverarbeitungsanlagen, bleiben, auch bei nur auszugsweiser Verwertung, vorbehalten. Eine Vervielfältigung dieses Werkes oder von Teilen dieses Werkes ist auch im Einzelfall nur in den Grenzen der gesetzlichen Bestimmungen des Urheberrechtsgesetzes der Bundesrepublik Deutschland vom 9. September 1965 in der Fassung vom 24. Juni 1985 zulässig. Sie ist grundsätzlich vergütungspflichtig. Zuwiderhandlungen unterliegen den Strafbestimmungen des Urheberrechtsgesetzes.

© by Springer-Verlag Berlin Heidelberg 1987
Printed in Germany

Die Wiedergabe von Gebrauchsnamen, Handelsnamen, Warenbezeichnungen usw. in diesem Werk berechtigt auch ohne besondere Kennzeichnung nicht zu der Annahme, daß solche Namen im Sinne der Warenzeichen- und Markenschutz-Gesetzgebung als frei zu betrachten wären und daher von jedermann benutzt werden dürften.

Produkthaftung. Für Angaben über Dosierungsanweisungen und Applikationsformen kann vom Verlag keine Gewähr übernommen werden. Derartige Angaben müssen vom jeweiligen Anwender im Einzelfall anhand anderer Literaturstellen auf ihre Richtigkeit überprüft werden.

Druck- und Bindearbeiten: Druckhaus Beltz, Hemsbach/Bergstraße
2119/3140-5432

*Meiner Familie*

# *Vorwort*

Schwindel ist eines der häufigsten Beschwerdebilder in der ärztlichen Praxis überhaupt. Er findet sich in vielen Fachdisziplinen wie der Oto-Rhino-Laryngologie, der Neurologie, der Ophthalmologie, der inneren Medizin und auch in der Psychiatrie. Dieser Problemkreis stellt also eine interdisziplinäre, diagnostische und therapeutische Herausforderung dar.

In den letzten Jahren sind zahlreiche Bücher zur Diagnostik des Schwindels erschienen, jedoch nur sehr wenige zur Therapie. Dies deutet darauf hin, daß auf dem Gebiet der Diagnostik mehr Sicherheit herrscht als in der Behandlung. Hier soll der Versuch gemacht werden, eine Behandlungsmethode vorzustellen, die auf neueren Erkenntnissen der Pathophysiologie des vestibulären Systems aufbaut.

Einem kurzen Überblick über die diagnostischen Verfahren bei Schwindelbeschwerden folgt eine knappe Darstellung der Physiologie des vestibulären Systems. Daran anschließend werden pathophysiologische Mechanismen für die Schwindelentstehung dargestellt. Eigene tierexperimentelle Untersuchungen, die zusammen mit J. Lannou in Paris und Rouen durchgeführt wurden, bilden zusammen mit Befunden anderer Autoren die Grundlage für ein modernes Konzept der vestibulären Kompensation. Daraus lassen sich Überlegungen zur therapeutischen Beeinflussung dieser Erholungsvorgänge ableiten. Das an der HNO-Klinik des Klinikums rechts der Isar verwandte Trainingsprogramm stützt sich auf Vorschläge aus Großbritannien und Frankreich und hat diese modifiziert. Die hier berichteten Erfahrungen stammen von 50 Patienten mit peripher-vestibulären Erkrankungen. Den Abschluß des Buches bilden Überlegungen zur Pharmakotherapie, die sich gleichfalls auf das heute gültige Konzept der vestibulären Kompensation stützen. Untermauert wird dies durch eigene Erfahrungen mit einer nicht-sedierenden Substanz.

Das hier vorgelegte Buch soll dazu beitragen, vestibuläre Störungen, die mit Schwindel einhergehen, besser zu verstehen. Es soll darauf hinweisen, daß Möglichkeiten bestehen, auf die pathophysiologischen Vorgänge beim Schwindel einzuwirken. Wir hoffen, daß dieses Buch Diskussionen auslösen wird, die einer weiteren Verbesserung der Behandlungsverfahren dienen.

Zu danken ist vor allem meinen Lehrern und Kollegen aus den Pariser Jahren, insbesondere Herrn Dr. A. Berthoz, der mich auf das Thema der vestibulären Kompensation lenkte, Herrn Prof. Dr. J.M. Sterkers, der mir die klinischen Erfolge eines vestibulären Trainingsprogrammes demonstrieren konnte und Herrn J. Lannou, Maitre d' Assistants, dem unermüdlichen Mitstreiter und Diskutanten der neurophysiologischen Problematik.

Bei der Verwirklichung des Trainingsprogrammes halfen mir in München meine Doktoranden: Herr Dr. med. Ch. Krausen, Herr Dr. G. Rusche, Frau Dr. med. Ch. Ried, Herr cand. med. H. Zeitler, Herr cand. med. D. Hufnagl, Herr cand. med. Ch. Hesse, Herr Dr. A. Renz, Frau cand. med. M. Svoboda, Herr cand. med. J. Hopf, Herr cand. med. R. Metzler sowie Herr cand. med. A. Silberhorn.

Für die Herstellung zahlreicher Abbildungen danke ich Frau M. Veauthier, für die Durchführung der fotografischen Arbeiten Herrn Medizinalfotografen A. Balogh.

Dieses Buch wäre nicht entstanden ohne das Entgegenkommen und Verständnis meines Chefs, Herrn Prof. Dr. W. Schwab, dem Direktor der HNO-Klinik und Poliklinik des Klinikums rechts der Isar der TU München. Er gab mir Gelegenheit, die Überlegungen zur vestibulären Kompensation klinisch weiterzuentwickeln und in Form eines Trainingsprogrammes zum Wohl unserer Patienten anzuwenden.

München, im Februar 1987                                              K.-F. Hamann

# Inhaltsverzeichnis

| | | |
|---|---|---|
| 1 | Einleitung | 1 |
| 1.1 | Bedeutung des Symptoms „Schwindel" | 1 |
| 1.2 | Begriffsbestimmung | 1 |
| 1.3 | Diagnostik bei Schwindelbeschwerden | 2 |
| 1.3.1 | Schwindelanamnese | 2 |
| 1.3.2 | Untersuchungen der Blickmotorik | 6 |
| 1.3.3 | Untersuchungen der Körpermotorik | 8 |
| 2 | Physiologie | 11 |
| 2.1 | Aufgaben und Leistungen des vestibulären Systems | 11 |
| 2.2 | Anatomie und Physiologie des vestibulären Systems | 12 |
| 2.3 | Interaktionen des vestibulären Systems mit anderen Sinnessystemen | 16 |
| 2.3.1 | Interaktionen mit dem visuellen System | 16 |
| 2.3.2 | Interaktionen mit dem propriozeptiven System | 21 |
| 2.3.3 | Interaktionen mit dem akustischen System | 23 |
| 2.4 | Pathophysiologie des vestibulären Systems | 24 |
| 3 | Kompensation | 26 |
| 3.1 | Kompensation – ein Grundphänomen in der Biologie | 26 |
| 3.1.1 | Kompensationsvorgänge im Nervensystem | 26 |
| 3.1.2 | Beeinflussung der Kompensation durch Übungsbehandlung | 28 |
| 3.2 | Kompensation vestibulärer Störungen | 29 |
| 3.2.1 | Kompensation vestibulärer Störungen beim Tier | 29 |
| 3.2.2 | Kompensation vestibulärer Störungen beim Menschen | 31 |
| 3.2.3 | Neuronale Vorgänge bei der vestibulären Kompensation | 34 |
| 3.2.4 | Beteiligung nichtvestibulärer Systeme an der vestibulären Kompensation | 37 |

| | | |
|---|---|---|
| 3.3 | Eigene tierexperimentelle Untersuchungen zur vestibulären Kompensation | 38 |
| 3.3.1 | Methodik | 38 |
| 3.3.2 | Ergebnisse | 39 |
| 3.4 | Eigene Untersuchungen zur frühen vestibulären Kompensation des Menschen | 52 |
| 3.5 | Ein aktuelles Konzept der vestibulären Kompensation | 53 |
| **4** | **Vestibuläres Training** | **57** |
| 4.1 | Grundlagen für ein vestibuläres Training | 57 |
| 4.2 | Vestibuläre Habituation | 58 |
| 4.3 | Vestibuläre Trainingseffekte beim Tier | 59 |
| 4.4 | Methoden des vestibulären Trainings beim Menschen | 61 |
| 4.5 | Eigene Erfahrungen mit vestibulärem Training | 63 |
| 4.5.1 | Methodik | 63 |
| 4.5.2 | Ergebnisse | 71 |
| 4.6 | Schlußbetrachtung zum vestibulären Training | 75 |
| 4.6.1 | Indikationen | 75 |
| 4.6.2 | Praktische Gesichtspunkte | 76 |
| 4.6.3 | Ausblick | 77 |
| **5** | **Medikamentöse Therapie** | **79** |
| 5.1 | Grundsätzliche Überlegungen zur medikamentösen Therapie des vestibulären Schwindels | 79 |
| 5.2 | Erfahrungen mit einer Kombination von medikamentöser Therapie (Ginkgo-biloba-Extrakt) und Trainingsbehandlung | 81 |
| 5.2.1 | Einleitung und Methodik | 81 |
| 5.2.2 | Ergebnisse | 82 |
| 5.2.3 | Diskussion | 84 |
| **Literatur** | | **85** |
| **Sachverzeichnis** | | **93** |

# 1 Einleitung

## 1.1 Bedeutung des Symptoms „Schwindel"

„Schwindel" ist nach einer Umfrage des *Deutschen Ärzteblattes* das häufigste Symptom, das Patienten in die Sprechstunde eines Allgemeinarztes führt (DÄB). Welche weitreichende Bedeutung dieses Beschwerdebild hat wird auch unterstrichen durch die Tatsache, daß es eines der häufigsten Symptome der zerebralen Insuffizienz ist (Mumenthaler 1981). Allerdings ist in diesen Aufstellungen der Begriff Schwindel sehr allgemein verwendet worden, eine Differenzierung nicht erfolgt, obwohl dieser Beschwerdekomplex sehr unterschiedliche Erscheinungsformen und Ursachen haben kann.

Wegen seiner verschiedenen Spielarten berührt das Beschwerdebild „Schwindel" fast alle ärztlichen Disziplinen und stellt somit eine besondere diagnostische und therapeutische Herausforderung dar.

## 1.2 Begriffsbestimmung

Etymologisch leitet sich das Wort „Schwindel" von „Schwinden" ab, also von dem ohnmachtsartigen Gefühl, wenn einem die Sinne zu schwinden scheinen. Darunter versteht man heute eine typische Sonderform des Schwindels, nämlich den orthostatischen, also den kreislaufbedingten. Die Begriffe Vertigo und Nausea sind im medizinischen Sprachgebrauch eher geläufig und weisen bereits auf bestimmte Formen des Schwindels hin.

Grundsätzlich handelt es sich beim Schwindel im engerem Sinne um eine bewußt empfundene Störung der Raumorientierung, die immer dann auftritt, wenn das erwartete Bild der Umwelt nicht mit dem von den Sinnesorganen gemeldeten übereinstimmt (Brandt u. Büchele 1983). Da das Schwindelgefühl stark unlustbetont erlebt wird, stellt es – ähnlich wie der Schmerz – ein Alarmsignal für eine gestörte Funktion oder für eine äußere Bedrohung dar.

Die Schwindelsymptomatik kann unter verschiedenen Formen auftreten wie Drehschwindel, Schwankschwindel, aber auch nur als Taumeligkeits- oder Unsicherheitsgefühl. Eine nähere Beschreibung der Beschwerden kann schon diagnostische Hinweise geben (vgl. 1.3.1).

Die bewußte Orientierung im Raum kommt durch das Zusammenspiel verschiedener Sinnessysteme zustande. Neben dem vestibulären System sind es v. a. das visuelle und das propriozeptive, die dabei zusammenarbeiten. Die mangelhafte Funktion bereits eines dieser Systeme führt zu einer Störung in den sensorischen Interaktionen, so daß Schwindel nach den heutigen Anschauungen als „Ausdruck eines intersensorischen Konfliktes" betrachtet wird (Brandt u. Daroff 1980b). Diese Auffassung dient nicht nur dem besseren Verständnis des Symptomenkomplexes Schwindel, sondern hat Konsequenzen für die Diagnostik und deutet bereits die Möglichkeit einer therapeutischen Einflußnahme auf intermodale Verknüpfungen an.

## 1.3 Diagnostik bei Schwindelbeschwerden

### 1.3.1 Schwindelanamnese

Mehr als bei anderen Krankheitsbildern kann eine gründliche Anamnese zur neurootologischen Diagnose beitragen. Nach Scherer (1984) macht die Anamnese 80% der Diagnostik aus. Das Wort „Schwindel" selbst ist ein sehr unscharfer Begriff, der einer genaueren Differenzierung bedarf. Denn allein aufgrund der qualitativen Schwindelanamnese gelingt es, eine grobe Zuordnung zu Krankheitsgruppen zu erreichen. Eine klinisch brauchbare Einteilung der verschiedenen Schwindelformen stammt von Frenzel (1955) und hat sich in ihren Grundlagen i. allg. durchgesetzt, auch wenn in neuerer Zeit weitergehende Schemata vorgeschlagen werden (Brandt 1985). Generell werden alle Schwindelformen, die mit einem Dislokationsgefühl einhergehen, als systematischer Schwindel zusammengefaßt (Abb. 1.1). Ein systematischer Schwindel tritt typischerweise bei Störungen des vestibulären Systems auf, ohne daß zunächst zwischen peripher-vestibulären und zentral-vestibulären Störungen getrennt werden kann. Gemeint sind damit Beschwerden wie Drehschwindel, Schwankschwindel, Liftgefühl, Latero- und Retropulsionsgefühle. Davon abzugrenzen ist der unsystematische Schwin-

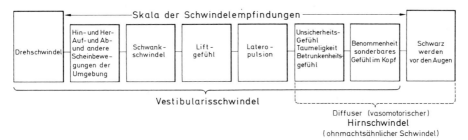

**Abb. 1.1.** Einteilung der verschiedenen Schwindelqualitäten. (Nach Frenzel 1955)

del, unter dem so unbestimmte Gefühle wie Benommenheit, Taumeligkeit, Verwirrtheitsgefühle, aber auch das für den orthostatischen Schwindel so typische „Schwarzwerden vor den Augen" zusammengefaßt werden. Selbst wenn noch keine klaren Beziehungen zu bestimmten Krankheitsbildern bestehen, kann man bei diesen Beschwerden erwarten, daß das vestibuläre System im engeren Sinne nicht beteiligt ist.

Eine genauere diagnostische Eingrenzung erlaubt die chronologische Anamnese des systematischen Schwindels. Wenn ein Patient über einen plötzlich aufgetretenen Drehschwindel, der länger als 12 h anhält, und von einer leichten Rückbildungstendenz berichtet, so handelt es sich mit einer sehr hohen Wahrscheinlichkeit um eine plötzliche Funktionseinschränkung eines Vestibularorgans als Folge einer Verletzung, Durchblutungsstörung oder Entzündung. Die spontane Rückbildungstendenz deutet auf bereits in Gang gesetzte vestibuläre Kompensationsvorgänge hin (Abb. 1.2a).

Tritt dagegen der Schwindel – in diesen Fällen meist ein Drehschwindel – anfallsartig mit einer Dauer von Minuten bis Stunden und in Verbindung mit Ohrgeräuschen und Schwerhörigkeit auf, ist an der Diagnose eines M. Menière kaum noch zu zweifeln (Abb. 1.2b). Weitere diagnostische Maßnahmen sind dennoch notwendig, um andere Erkrankungen, wie etwa ein Akustikusneurinom, auszuschließen.

Von der Anamnese her ist auch der Lagerungsschwindel besonders charakteristisch. Hier handelt es sich um nur Sekunden dauernde Beschwerden, die sich bei raschen Lageänderungen des Kopfes bemerkbar machen (Abb. 1.2c). Diese als benigner paroxysmaler Lagerungsschwindel bezeichnete Störung wird mit einer Cupulolithiasis gleichgesetzt. Nach heutiger Kenntnis besteht der pathophysiologische Mechanismus darin, daß sich Otolithenteilchen von

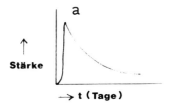
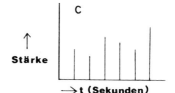

**Abb. 1.2a–c.** Schematische Darstellung verschiedener Schwindelformen nach ihrer zeitlichen Charakteristik.
*a* Dauerschwindel
*b* Anfallschwindel
*c* Sekundenschwindel

ihrer Unterlage lösen, sei es als Folge eines Traumas oder als Folge degenerativer Vorgänge, und in das Bogengangsystem gelangen. Dort führen nun die schwerkraftabhängigen, anorganischen Teilchen bei raschen Kopfbewegungen zu einer unphysiologischen Erregung des hinteren, vertikalen Bogenganges (Brandt u. Daroff 1980b; Schuknecht 1975). Trotz einiger von C. L. Schmidt (1985) gemachten Einwände sprechen der Nachweis der anorganischen Partikel im hinteren vertikalen Bogengang durch Schuknecht (1975) sowie die von Brandt u. Daroff (1980a) angegebenen Therapieerfolge durch ein Lagerungstraining für diese Hypothese.

Typische Schwindelbeschwerden, die auf eine zentrale Ursache hinweisen, gibt es nicht. Als Regel kann nur gelten, daß bei zentralvestibulären Störungen Schwindel in eher geringerem Maße auftritt als bei peripheren Störungen. Dies trifft besonders dann zu, wenn die Schwindelbeschwerden nicht mit einer klaren Richtungstendenz verbunden sind. Wenn jedoch andere zentralnervöse Symptome wie Merkfähigkeitsstörungen, Kopfschmerzen oder Lähmungen als Begleitsymptome angegeben werden, wird eine zentrale Genese wahrscheinlich.

Der orthostatische Schwindel, der als „Schwarzwerden vor den Augen" beim schnellen Aufstehen angegeben wird, ist für eine Ursache im Kreislaufsystem charakteristisch, ja fast schon pathognomonisch. Auch die anamnestisch klar zu differenzierenden Synkopen weisen auf eine internistische Erkrankung hin (Studer 1981).

Es bleibt also festzustellen, daß eine sorgfältige Anamnese nach Qualität und zeitlicher Charakteristik des Schwindels eine weitgehende Zuordnung zu neurootologischen Erkrankungen ermöglicht.

Dabei ist für die Praxis zu beachten, daß die medizinischen Begriffe in eine volkstümliche Sprache übersetzt werden. Bewährt hat sich die Verwendung eines „Schwindelfragebogens", der sich als Leitfaden für das ärztliche Gespräch benutzen läßt (s. unten). Der Vorteil liegt in einer vollständigen Erfassung und einer Vergleichbarkeit der Beschwerden bei wiederholten Untersuchungen.

## Schwindelfragebogen

Patient: _____  _____
(Zuname, Vorname) (Geburtsdatum)

_____  _____
(Geschlecht) (Alter in Jahren)

_____  _____
(Größe) (Gewicht)

Anmerkungen: Vorliegen einer Herzerkrankung: _____
Arterieller Blutdruck: _____
Rauchgewohnheit: _____
Alkoholkonsum: _____

Zusatzfragen: Haben Sie im Verlauf der
letzten Jahre eine Schädel-
verletzung erlitten? _____

Welche Medikamente haben Sie
in der letzten Zeit eingenommen? _____

1. Haben Sie beim Schwindel ein Drehgefühl? ( / )
   Wie beim Walzertanzen? _____

2. Schwankt die Umgebung oder der Boden? ( / )
   Hin und her _____
   Auf und ab _____

3. Glauben Sie, nach einer bestimmten Stelle zu fallen? ( / )

4. Glauben Sie, wie im Fahrstuhl auf- und abzufahren? ( / )

5. Haben Sie ein Benommenheitsgefühl im Kopf? ( / )

6. Flimmert es Ihnen vor den Augen? ( / )

7. Wird Ihnen beim Aufstehen schwarz vor den Augen, so als ob Sie
   ohnmächtig würden? ( / )

| | | |
|---|---|---|
| 8. Wie lange dauert der Schwindel? | | |
| Sekunden | ( | ) |
| Minuten | ( | ) |
| Stunden | ( | ) |
| Tage | ( | ) |
| 9. Wiederholt sich der Schwindel? | ( / | ) |
| Wenn ja, wie oft? | | |
| 10. Ist der Schwindel abhängig vom Hinlegen oder Aufstehen? | ( / | ) |
| 11. Tritt der Schwindel auf, wenn Sie den Kopf drehen? | ( / | ) |
| 12. Treten zusammen mit dem Schwindel Ohrgeräusche oder Schwerhörigkeit auf? | ( / | ) |
| 13. Läuft Ihnen manchmal Flüssigkeit aus den Ohren? | ( / | ) |

Bei den bisherigen Betrachtungen muß auffallen, daß die Stärke der Schwindelbeschwerden nicht angesprochen worden ist. Ähnlich wie der Schmerz läßt sich Schwindel nicht exakt quantifizieren. Man ist angewiesen auf eine subjektive Stärkeskala, oder man versucht, über vegetative Begleitsymptome, wie beispielsweise Brechreiz, Erbrechen und Kaltschweißigkeit Anhaltspunkte über die Stärke des Schwindels zu gewinnen. Studien über Theapieverfahren gegen Schwindel benutzen i. allg. eine Skalierung nach den Kriterien: verschlechtert, gleichbleibend, gebessert oder beseitigt.

Da der Beschwerdekomplex „Schwindel" von sehr vielen subjektiven Faktoren bestimmt ist, stellen sich die Frage und Forderung zugleich, ob nicht mit anderen, psychophysischen Vergleichsverfahren Schwindelsymptome zu quantifizieren sind (Hamann, in Vorbereitung).

### 1.3.2 Untersuchungen der Blickmotorik

Entsprechend den Funktionen des vestibulären Systems, zeigen sich bei seiner Schädigung neben dem Schwindel als Ausdruck einer gestörten Raumorientierung die Störungen der Blickmotorik v. a. als pathologischer Spontannystagmus. Darunter versteht man im engeren Sinne unwillkürliche, ruckartige Augenbewegungen, die aus einer langsamen und schnellen Komponente bestehen.

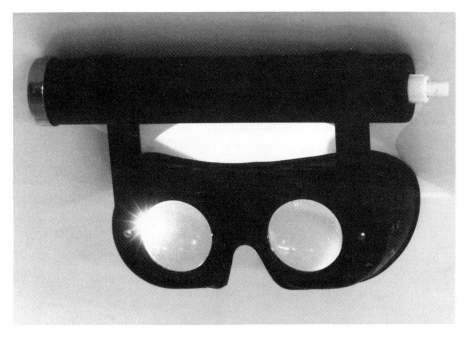

**Abb. 1.3.** Lupenbrille nach Frenzel (1955) mit Innenbeleuchtung zur Aufhebung der visuellen Fixationssuppression

Grundlage für die Diagnostik ist zunächst die *Suche* nach einem pathologischen Spontannystagmus (Frenzel 1955). Dies kann mit dem bloßen Auge oder mit der Lupenbrille nach Frenzel geschehen (Abb. 1.3). Das Ziel, die visuelle Fixationssuppression eines vestibulären Nystagmus aufzuheben, wird mittels zweier Mechanismen erreicht: die Innenbeleuchtung der Brille macht ein Fixieren der Umwelt ebenso unmöglich wie die durch die konvexen Linsen (13 Dioptrien) erzeugte Refraktionsanomalie. Nicht unerwünscht ist dabei der Vergrößerungseffekt bei der Betrachtung der Augen durch den Untersucher.

Mittels eines Elektronystagmographen, dessen Benutzung große Erfahrung voraussetzt, lassen sich die Augenbewegungen und natürlich auch ein pathologischer Spontannystagmus aufzeichnen, jedoch keine neuen diagnostischen Einsichten gewinnen. Die gängigen Registrierverfahren von Augenbewegungen sind:

- optisch,
- mechanisch,
- thermisch,
- elektrisch (ENG, PENG, Coils).

Die Richtung eines pathologischen Spontannystagmus wird nach seiner schnellen Komponente angegeben. Er schlägt entweder als Reiznystagmus in das kranke Ohr oder als Ausfallnystagmus zur Seite des gesunden Ohres.

In jedem Fall wird man versuchen, mit Hilfe von Provokationsmethoden wie Kopfschütteln oder Lagerungsmanövern einen latenten Spontannystagmus zu aktivieren.

Für die Diagnostik ist bedeutsam, daß jeder unter der Lupenbrille nach Frenzel (1955) nachgewiesene Spontan- oder Provokationsnystagmus als pathologisch zu bewerten ist.

Die Feststellung eines pathologischen, horizontalschlagenden Spontan- oder Provokationsnystagmus mit rotatorischer Komponente allein gibt noch keinen Anhalt, ob er zentral oder peripher ausgelöst ist. Für andere Nystagmusformen bestehen zumindest teilweise klare topodiagnostische Zuordnungen. Eine moderne Übersicht über Augenbewegungsstörungen bietet die Monographie von Brandt u. Büchele (1983).

Über die Funktionsfähigkeit des vestibulären Systems geben die experimentellen Prüfungen Auskunft. Mit der thermischen Prüfung lassen sich die Rezeptororgane seitengetrennt beurteilen, mit der galvanischen Prüfung seitengetrennt die Funktionsfähigkeit der Vestibularisnerven (Pfaltz 1980; Ried 1984). Die rotatorische Prüfung untersucht die zentralen Koordinationsleistungen des vestibulären Systems, die nur indirekt vom Funktionszustand der einzelnen peripheren Rezeptoren abhängig sind.

Im Rahmen der vestibulären Diagnostik runden bei der Untersuchung der Blickmotorik optokinetische Tests das Untersuchungsprogramm ab. Zum einen werden die langsamen Augenfolgebewegungen ("smooth pursuit") überprüft, zum anderen der optokinetisch ausgelöste Nystagmus. Störungen in diesen optokinetischen Tests sind wichtige Indizien für zentral-vestibuläre Störungen.

*1.3.3 Untersuchungen der Körpermotorik*

Die 3. Säule der Vestibularisdiagnostik stellen die Untersuchungen von Körperhaltung und Körperbewegung dar. Die Tests mit der höchsten klinischen Aussagekraft sind der Romberg-Stehversuch, der Unterberger-Tretversuch und der Blindgang nach Babinski-Weil. Für sie gilt als Regel, daß die Richtung einer Abweichung der Seite der vestibulären Unterfunktion entspricht. Bei anderen Prüf-

Diagnostik bei Schwindelbeschwerden 9

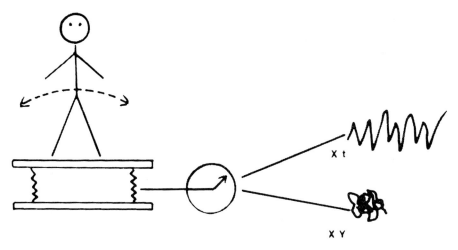

**Abb. 1.4.** Schematische Darstellung der Posturographie (X-Y-Schema)

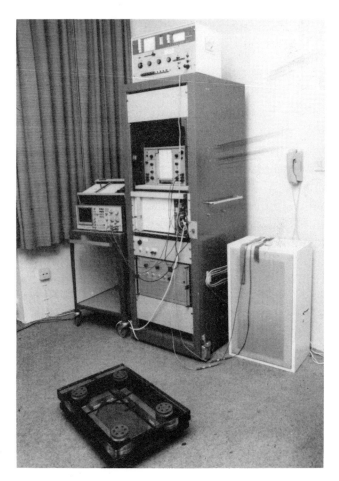

**Abb. 1.5.** Originalregistriergeräte für Posturogramme

verfahren motorischer Funktionen ist der Anteil des vestibulären Systems unseres Erachtens zu gering, als daß ihnen ein besonderer Wert bei der Aufdeckung vestibulärer Störungen zukommt.

Die Verfahren zur Dokumentation vestibulospinaler Reaktionen sind sehr aufwendig, werden aber in der Forschung vermehrt eingesetzt. Die gängigen Registrierverfahren von Körperhaltung und Körperbewegung sind:

*Optisch:*
- Auge,
- Film,
- Lichtindikatorphotographie.

*Mechanisch:*
- „Pinselindikator",
- Gürtelpotentiometer,
- Akzelerometer,
- Inklinometer,
- Posturographie.

*Elektrisch:*
- EMG.

Eine besondere Bedeutung für die Forschung hat die Posturographie erlangt (Abb. 1.4, 1.5). Mit dieser Methode lassen sich nicht nur Schwankungen des Körperkraftschwerpunkts als Ausdruck der Körperhaltung und -bewegung erfassen, sondern auch Computeranalysen über Frequenz- und Dynamikverhalten der Körperschwankungen durchführen. Leider schränken die hohen Kosten und der Zeitaufwand die weite Verbreitung der Posturographie erheblich ein.

Der hier dargestellte Überblick bezog sich hauptsächlich auf Schwindelbeschwerden bei neurootologischen Krankheitsbildern. Haben sich mit den genannten Verfahren nur unzureichende diagnostische Hinweise erbringen lassen, so sind weitergehende internistische, ophthalmologische und neuropsychiatrische Untersuchungen vorzunehmen. Von hier aus sei auf entsprechende Übersichten verwiesen (Brandt u. Büchele 1983; Mumenthaler 1981; Piper 1984; Studer 1981).

# 2 Physiologie

## 2.1 Aufgaben und Leistungen des vestibulären Systems

„Das Vestibularorgan ist bekanntlich ein System von Mechanorezeptoren (Beschleunigungsrezeptoren), das der Stützmotorik, der Blickmotorik und der Orientierung im Schwerefeld dient" (Kornhuber 1978).

Aus dieser Definition geht hervor, daß das vestibuläre System nicht nur *eine* Funktion erfüllt. Es löst aber die gestellten Aufgaben nicht allein, sondern immer in Zusammenarbeit mit anderen Systemen. Vor allem sind hier das visuelle und das propriozeptive System zu nennen.

Der Teil der vestibulären Funktionen, der bewußt abläuft, also die der Raumorientierung, ist unter normalen Bedingungen sehr gering. Er macht sich erst bei stärkeren Reizungen des Vestibularapparates, bei Läsionen oder bei Ausschluß der mit dem vestibulären System kooperierenden Systemen bemerkbar.

Für die Blickmotorik liefert das vestibuläre System die Möglichkeit, das Auge und damit die zum Fixieren benutzte Fovea bei schnellen Kopfbewegungen wieder möglichst rasch auf das neue Blickziel einzustellen. Beim Labyrinthlosen erweist es sich, daß er dazu nicht in der Lage ist, sondern daß die bei einer Kopfbewegung eingestellten Blickziele solange verschwimmen (Oszillopsie), bis der Blickfolgeapparat des Auges dies allein bewerkstelligt.

Der Anteil des vestibulären Systems an der Stützmotorik macht sich vorwiegend als tonisierender Einfluß bemerkbar. Sowohl bei der Körperhaltung, die erst die Voraussetzung für die Körperbewegung liefert (Haase 1976), aber auch beim koordinierten Ablauf von Körperbewegungen wird dies bedeutungsvoll, zumal die Kopfbewegungen zumeist vor den Körperbewegungen ablaufen. Deutlich wird dies beim Labyrinthlosen, der zwar in der Lage ist zu laufen, jedoch nicht in der glatten und geschmeidigen Weise wie ein Gesunder, sondern plump und mit breitbeinigem Gang (Rademaker 1935).

Das vestibuläre System als phylogenetisch sehr altes System hat sein Funktionieren durch Zuschalten jüngerer Sinnessysteme sichern und verfeinern können. Wenn auch im Normalfall das vestibuläre System überwiegend unbewußt und reflektorisch arbeitet, machen sich seine Störungen klinisch sehr heftig als Schwindelgefühl bemerkbar.

## 2.2 Anatomie und Physiologie des vestibulären Systems

Der vestibuläre Rezeptorenapparat liegt bei Wirbeltieren, bilateral angelegt und in knöcherne Hohlräume eingebettet, zusammen mit der Cochlea im Felsenbein. In dieses knöcherne Labyrinth ist das häutige Labyrinth eingelassen. Ein Teil des vestibulären Labyrinthes besteht aus den in den 3 Ebenen des Raumes zueinander senkrecht stehenden Bogengängen, einem horizontalen und 2 vertikalen. Jeder Bogengang enthält eine besondere Ausbuchtung, die Ampulle. In ihr findet sich ein verschieblicher Anteil, die Cupula mit den Sinneshärchen, und eine feste Unterlage, die Crista ampullaris. Die bei den Winkelbeschleunigungen auftretenden Scherkräfte führen zu Erregungen der Sinneszellen und bei geeigneter Stärke zu einer Modulation der Grundaktivität in Vestibularisnerven (Abb. 2.1), die zentralwärts fortgeleitet wird (Groen 1972).

Neben dem Bogengangsapparat liegt im Innenohr der Otolithenapparat, der aus Utriculus und Sacculus besteht. Die feste Unterlage ist hier die Macula mit den Sinneshärchen, der verschiebliche Anteil sind die Otolithen, die vorwiegend aus Calciumcarbonat aufgebaut sind (Groen 1972). Für dieses Organ ist der spezifische Reiz eine Linearbeschleunigung, der wir auf der Erde immer in Form der Gravitation ausgesetzt sind. Von den Sinneszellen der Bogengänge und des Otolithenapparates gehen Nervenfasern ab und bilden den Nervus vestibularis, der sich mit dem Nervus cochlearis zum 8. Hirnnerven (N. statoacusticus) vereinigt. Im Gegensatz zu anderen peripheren Rezeptoren liegt im peripheren Vestibularapparat eine Spontanaktivität vor, die in 2 Richtungen, nämlich als Zunahme oder Abnahme, verändert werden kann. Dies ist die Voraussetzung für das bipolare Reagieren jeder einzelnen peripheren Sinneszelle des Vestibularapparates (Groen 1972).

Die afferenten Fasern des N. vestibularis ziehen mit dem Nervus cochlearis durch den inneren Gehörgang über den Kleinhirnbrük-

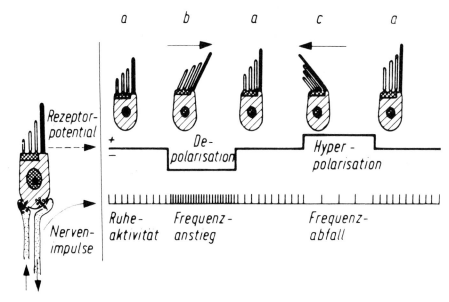

**Abb. 2.1.** Schematische Darstellung des Verhaltens des Rezeptorenpotentials und der Modulation der Nervenimpulse bei adäquater Reizung. (Nach Groen 1972)

kenwinkel in den Hirnstamm. Dort findet sich in den Vestibulariskernen das 2. Neuron. Nur in geringem Ausmaß laufen direkte Fasern zu anderen Kernen im Hirnstamm (Baker u. Berthoz 1975) oder zum Kleinhirn (Llinás et al. 1971). Hauptsächlich werden auf jeder Seite des Hirnstamms 4 Vestibulariskerne unterschieden:

– Nucleus vestibularis lateralis (Nucleus Deiters),
– Nucleus vestibularis medialis,
– Nucleus vestibularis superior,
– Nucleus inferior (Brodal u. Pompeiano 1975).

Von den Vestibulariskernen gehen verschiedene efferente Bahnen aus. Als eine Bahn, die die bewußte vestibuläre Empfindung ermöglicht, ist die Verbindung von den Vestibulariskernen über den Thalamus (Deecke 1974) zur Hirnrinde (Andersson u. Gernandt 1954; Büttner 1985) anzunehmen.

Die für den vestibulookulären Reflexbogen wichtige Bahn läuft direkt oder über Zwischenstationen zu den Augenmuskelkernen: Nucleus oculomotorius, Nucleus trochlearis und Nucleus abducens, (Ito 1975).

Die für die Beteiligung des vestibulären Systems an der Stützmotorik bedeutsamen Bahnen ziehen als Tractus vestibulospinalis medialis et lateralis (Pompeiano 1975) zu den Motoneuronen der Rückenmarksvorderhornzellen.

Über diese mehr oder weniger direkten Verschaltungen hinaus, die sich mit den Funktionen leicht korrelieren lassen, bestehen für die Vestibulariskerne noch weitere, hier nicht näher ausgeführte Verbindungen (Precht 1978), von denen nur auf die wichtigen zum Kleinhirn, v. a. zum Flocculus (Ito 1975), hingewiesen werden soll.

Außer den vestibulären Fasern erhalten die Vestibulariskerne auch nichtvestibuläre Afferenzen. So sind Antworten auf visuelle (Dichgans et al. 1973a) und somatosensorische (Fredrickson et al. 1966) Reize beschrieben. Die Vestibulariskerne sind also der erste Integrationsort für vestibuläre und nichtvestibuläre Informationen (Precht 1978).

Bereits auf dem Niveau der Vestibulariskerne bestehen Verbindungen zwischen beiden Seiten des Gehirns, die auch als kommissurales System bezeichnet werden. Dafür liegen sowohl anatomische (Ito et al. 1985) als auch neurophysiologische (Curthoys u. Markham 1971; Shimazu u. Precht 1965) Nachweise vor. Durch diese Bahnen erfolgt ein Informationsaustausch und -abgleich zwischen beiden Seiten. Reizantworten können so verstärkt oder abgeschwächt werden (Ladpli u. Brodal 1968; Markham et al. 1977). Ein weiterer Mechanismus, um die Stärke der Reizantwort zu regulieren, steht in Form des efferenten vestibulären Systems zur Verfügung. Fasern, die von den Vestibulariskernen ausgehen, laufen zum peripheren Rezeptor, um dort eine Bereichseinstellung vorzunehmen und so die Empfindlichkeit des Systems zu regeln (Klinke u. Galley 1974; C. L. Schmidt 1979).

In den Vestibulariskernen lassen sich 4 Neuronentypen je nach ihrem Antwortmuster auf Bogengangsreize unterscheiden: Die Typ-I-Neurone beantworten eine ipsilaterale Rotation mit einem Anstieg ihrer Entladungsfrequenz, die kontralateralen Drehungen mit einem Abfall der Entladungen (Duensing u. Schaefer 1958). Die Typ-II-Neurone zeigen ein reziprokes Verhalten. Einen Anstieg der Entladungen bei ipsilateraler und kontralateraler Drehung weisen die Typ-III-Neurone als Charakteristikum auf, hingegen reagieren die Typ-IV-Neurone bei Drehung in beiden Richtungen mit verminderter Entladungsfrequenz (Duensing u. Schaefer 1958).

Für die Neurone mit Antwort auf lineare Reizung ist gleichfalls von Duensing und Schaefer eine Typeneinteilung nach ihren Antworten angegeben worden. Sie bezieht sich auf Kippungen um die nasookzipitale Achse. Die Änderung der linearen Beschleunigung entsteht also durch einen unterschiedlich angreifenden Gravitationsvektors.

Wie Kernneurone auf gravitationsunabhängige lineare Reizungen reagieren, ist erstmals von Lannou et al. (1980) an der Albinoratte untersucht worden. Die Typeneinteilung erfolgte hier nach dem Antwortverhalten auf Otolithenreizung allein oder auf Bogengangs- und Otolithenreize gemeinsam. Als Parameter für das dynamische Verhalten der Neurone benutzten die Autoren den Verstärkungsfaktor („gain") sowie das Phasenverhalten.

Das vestibuläre System steht in einem regen Informationsaustausch mit anderen Systemen. Eine zentrale Rolle spielen dabei die Vestibulariskerne, die außer vestibulärer Information auch nichtvestibuläre Informationen aufnehmen (vgl. 2.3), verarbeiten und das Resultat der Integration an effektorische Systeme weiterleiten (Abb. 2.2). Dabei stehen sie unter supranukleärer Kontrolle, v. a. von Seiten des Kleinhirns.

Über den Anteil des vestibulären Systems an den von ihm miterfüllten Funktionen geben Ausschaltexperimente Auskunft, auf die unter 3.2 ausführlich eingegangen wird.

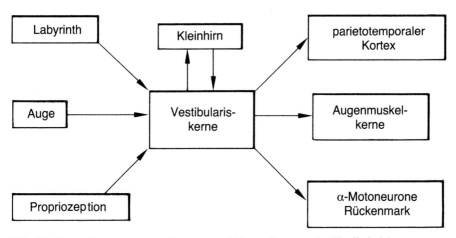

**Abb. 2.2.** Darstellung der Hauptafferenzen und Hauptefferenzen der Vestibulariskerne

## 2.3 Interaktionen des vestibulären Systems mit anderen Sinnessystemen

### 2.3.1 Interaktionen mit dem visuellen System

Das visuelle System hat 2 Hauptaufgaben. Die eine besteht im Erkennen von Bildern, die andere in der Fähigkeit, Bewegungen von Bildern zu erfassen. Dabei kann das Auge allein nicht entscheiden, ob es sich um eine Eigenbewegung des Körpers oder um eine Bewegung der Umgebung handelt. Aufgrund der Bewegungserkennung lassen sich schnelle Hinwendebewegungen auf bewegte Blickziele durchführen oder ein Ausweichen vor diesen. Im Sinne der Überlebenssicherung des Individuums ist eine so ermöglichte Gefahrenerkennung von essentieller Bedeutung (Kornhuber 1978).

Das Bewegungssehen und insbesondere das Zusammenwirken dieser Funktion mit vestibulären Regulationen waren in den letzten 15 Jahren Gegenstand zahlreicher Untersuchungen (Dichgans u. Brandt 1972). Einige der gesicherten Erkenntnisse, die für die weiteren Betrachtungen von Bedeutung sind, sollen im folgenden dargestellt werden.

Während die für die Bilderkennung gebrauchten Rezeptoren im menschlichen Auge überwiegend in der Fovea, also zentral, liegen, finden sich die für die Bewegungserkennung zuständigen Rezeptoren des Auges in der peripheren Retina (Brandt et al. 1973; Dickinson 1967).

Da das visuelle System jedoch nicht das einzige Sinnessystem im menschlichen Organismus ist, das der Bewegungserkennung dient, ist es von besonderem Interesse, in welcher Weise das visuelle System mit den anderen Systemen der Bewegungserkennung kooperiert. Wie unter 2.2 dargestellt, hat der im knöchernen Schädel fest verankerte Vestibularapparat die Erfassung von Kopfbewegungen zur Aufgabe. Schon aus der Betrachtung von alltäglichen Vorgängen läßt sich ableiten, daß zwischen beiden Systemen eine enge Zusammenarbeit besteht. Es ist allgemein bekannt, daß bereits bei Augenschluß durch Ausschaltung optischer Einflüsse ein Unsicherheitsgefühl auftritt. Man darf wohl voraussetzen, daß grundsätzlich beide Systeme so angelegt und miteinander verbunden sind, daß sie synergistisch wirken.

Manchmal kommt es in Sinnesorganen, bedingt durch ihren Bauplan, zu „Sinnestäuschungen", aus denen sich, obwohl sie biologisch sinnlos erscheinen, Erkenntnisse über die Funktionsweisen und das Zusammenwirken beider Systeme ablesen lassen. Ein bekanntes Beispiel ist die Sinnesillusion, die auftritt, wenn man in einem stehenden Zug sitzt und das Gefühl der Eigenbewegung dadurch erhält, daß sich ein gegenüberstehender Zug in Bewegung setzt. In diesem Fall übertönt der visuelle Eindruck die Information aus dem Vestibularapparat, der ja nur Stillstand signalisieren kann. Daß diese Phänomene auch bei der Haltungsregulation eine Rolle spielen, ist aus Beobachtungen in Kinos mit einer Großraumleinwand bekannt. Werden auf der Leinwand, die das Gesichtsfeld möglichst großflächig ausfüllen soll, Bewegungen einer Achterbahn dargestellt, nehmen Zuschauer in ihren Sesseln Haltungsänderungen als Korrekturbewegungen vor. Allein diese aus der täglichen Erfahrung stammenden Beobachtungen weisen darauf hin, daß in bestimmten Fällen das visuelle System gegenüber dem vestibulären System dominierend werden kann, zumindest aber eine gewisse Autonomie besitzt (Lishman u. Lee 1973).

Es war schon immer eine reizvolle Aufgabe für Sinnesphysiologen, solche Phänomene wissenschaftlich zu untersuchen. Fischer u. Kornmüller (1930) haben die Problematik bei Eigenbewegungen in den 30er Jahren bearbeitet und das visuell ausgelöste Gefühl der Eigendrehung als Zirkularvektion und das Gefühl von geradlinigen Eigenbewegungen als Linearvektion bezeichnet (Abb. 2.3). Bei der quantitativen Analyse der Zirkularvektion hat es sich gezeigt, daß Versuchspersonen, die in einer mit einem Streifenmuster ausgekleideten Drehtrommel saßen, in vielen Fällen nicht mehr richtig entscheiden konnten, ob sich die Trommel dreht oder ob sie selbst

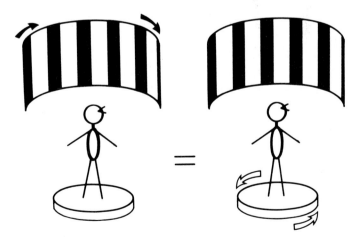

**Abb. 2.3.** Schematische Darstellung der Zirkularvektion. Die visuell erkannte Bewegung wird subjektiv als Eigenbewegung zur Gegenseite interpretiert

gedreht würden (Brandt et al. 1973). In dieser experimentellen Situation mag zwar die Präzision der Arbeitsfähigkeit der Systeme nur mangelhaft erscheinen, im physiologischen Fall ergänzen sich beide. Denn bei einer Kopfbewegung nach rechts, die vom vestibulären System als solche erkannt wird, findet für das Auge eine Bewegungswanderung der visuellen Umwelt nach links statt und verstärkt so den Bewegungseindruck gleichsinnig.

Auch auf dem Gebiet der Blickmotorik unterstützen sich das visuelle und das vestibuläre System. Wenn es darum geht, Blickzielen mit den Augen allein zu folgen, gelingt dies nur bis zu einer Winkelgeschwindigkeit von 20 °/s (Kornhuber 1978). Bei höheren Geschwindigkeiten des Blickzieles schafft es das Auge alleine nicht, es kommt zu einem Verwischen des Bildes. In dem Moment, in dem durch eine Kopfbewegung eine zusätzliche Einstellbewegung vorgenommen wird, führt dies zu einer Erregung der vestibulären Rezeptoren, die den vestibulookulären Reflex auslösen. Dieser bewirkt dann eine schnelle Blickeinstellung, die eine rasche Fixation und ein Erkennen des Blickzieles erlaubt. Die Bedeutung dieses Mechanismus wird deutlich bei labyrinthlosen Patienten, bei denen während plötzlicher Kopfbewegungen ein Blickziel nicht scharf fixiert werden kann, sondern eine Oszillopsie (Dandy-Zeichen) auftritt. Somit zeigt sich der Synergismus zwischen visuellem und vestibulärem System auch in der Blickmotorik, und zwar bei schnellen Blickeinstellbewegungen (Gresty 1976; Kornhuber 1978).

Zur Auslösung des optokinetischen Nystagmus (= Eisenbahn-Nystagmus), der auftritt, wenn das Auge sehr schnell vorbeilaufenden Blickzielen folgen soll, wird das vestibuläre System nicht benötigt. Er läßt sich zumindest bei Labyrinthlosen wie bei Gesunden auslösen (Uemura u. Cohen 1972). Dagegen fehlt bei Labyrinthlosen der optokinetische Nachnystagmus.

Eine 3. Funktion, die von visuellem und vestibulärem System gemeinsam erfüllt wird, betrifft die Aufrechterhaltung der Körperhaltung und die Regulation der Körperbewegungen. Der stabilisierende Einfluß des Sehens auf die Körperhaltung ist nicht nur aus der alltäglichen Erfahrung bekannt, sondern auch meßbar. So vergrößert sich die Körperschwankamplitude um 50%, wenn beim Stehen die Augen geschlossen werden (Edwards 1946). Die beispielsweise beim Laufen vom Auge erfaßten Bewegungen der visuellen Umwelt werden als Eigenbewegung interpretiert und setzen eine Reflexkette in Gang, die ein Umfallen des Körpers verhindern soll. Umgekehrt können aber auch Bewegungen der Umwelt allein zu gleichen

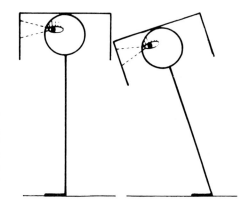

**Abb. 2.4.** Schematische Darstellung der Sehfeldstabilisierung. Die am Kopf fixierte, von innen beleuchtete Box führt zu einer synchronen Mitbewegung der visuellen Umwelt bei Kopfbewegungen. Die visuelle Bewegungserkennung wird selektiv aufgehoben

motorischen Abläufen führen. Die Körperhaltung wird also entscheidend von der visuellen Umwelt beeinflußt (Bles 1979).

Mit der Sehfeldstabilisierung kann man eine Situation schaffen, bei der zwar die vestibulären Rezeptoren in üblicher Weise normal arbeiten, die visuelle Bewegungserkennung jedoch selektiv ausgeschaltet ist (Hamann et al. 1979; Krausen 1983; Abb. 2.4). Dadurch kann es zu einer Vergrößerung der Körperschwankamplitude kommen, allerdings nur bei labyrintherkrankten Patienten (Krausen 1983).

Noch deutlicher wird der Einfluß visueller Reize auf die Körperhaltung aus den Untersuchungen von de Wit (1972), dem es gelang, allein durch eine im Dunkeln oszillierende Leuchtstange Schwankungen im gleichen Rhythmus beim stehenden Patienten auszulösen (Abb. 2.5). Sogar mit optisch ausgelösten Scheinbewegungen

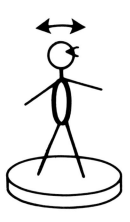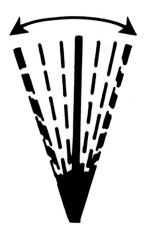

**Abb. 2.5.** Synchrone Schwankungen des Körpers durch eine im Dunkeln oszillierende Leuchtstoffröhre. (Nach de Wit 1972)

kann man nach Untersuchungen von Hamann und Mitarbeitern (1981) sowie von Rusche (1985) das Körpergleichgewicht von Gesunden wie auch von vestibulär erkrankten Patienten im Sinne einer Destabilisierung beeinflussen.

Wie aber auch visuelle Reize zur Stabilisierung der Körperhaltung benutzt werden können, zeigt eine Studie, in der nach dem Muster eines Biofeedback der posturographisch ermittelte Körperkraftschwerpunkt der Versuchsperson auf ein Sichtgerät übertragen wird mit der Möglichkeit einer gleichzeitigen Haltungskorrektur (Hamann et al. 1983; Abb. 4.15). Dieser neu hergestellte Reflexbogen, der gezielt visuovestibuläre Interaktionen ausnutzt, führt zu einer Verringerung der Körperschwankamplituden, besonders bei Patienten mit vestibulären Erkrankungen.

Weitgehend wird die Meinung vertreten (Waespe u. Henn 1977), daß bei gemeinsamen Aufgaben beider Systeme diese zwar teilweise überlappend arbeiten, jedoch bevorzugte Frequenzbereiche haben (Bles 1979). Dabei wird i. allg. dem vestibulären System die führende Rolle im höheren Frequenzbereich, also bei schnellen Bewegungen, dem visuellen überwiegend im langsamen Frequenzbereich zugeschrieben. Andererseits konnten Nashner u. Berthoz (1978) zeigen, daß auch nach willkürlichen Destabilisierungen bei posturalen Reaktionen mit sehr kurzer Latenz eine nachweisbare Beteiligung des visuellen Systems vorliegt.

Auch bei vestibulospinalen Reaktionen handelt es sich in einem weiten Bereich des täglichen Lebens um ein fein abgestimmtes sinnvolles Zusammenspiel von visuellen und vestibulären Leistungen mit dem Ziel der zweckmäßigen Regulation von Körperhaltung und Körperbewegung.

Selbst wenn aufgrund der oben dargestellten klinischen und klinisch-experimentellen Beobachtungen schon seit Jahrzehnten die enge Zusammenarbeit zwischen visuellem und vestibulärem System bekannt war und angenommen wurde, daß im Zentralnervensystem Verschaltungen dieser beiden Systeme existieren mußten, gelang es erst 1973 Dichgans et al., das neurophysiologische Korrelat für die visuovestibulären Interaktionen zu finden. Zum ersten Mal konnte gezeigt werden, daß Neurone der Vestibulariskerne, in diesem Fall untersucht am Goldfisch, nicht nur durch vestibuläre Reize allein erregbar waren, sondern daß sich eine zusätzliche Aktivitätsänderung ergab, wenn optokinetische Reize mit den vestibulären zugleich angeboten wurden. Aber auch die optokinetische Reizung alleine führt an Vestibulariskernneuronen ohne vestibuläre Reizung zu Antworten. In den darauf folgenden Jahren wurden die grundsätzlich gleichen Beobachtungen am Affen (Waespe und Henn 1977), an der Katze (Precht 1978) und an der Ratte (Cazin et al. 1980) gemacht. Da es sich offensichtlich um einen in der Biologie weit verbreiteten Bauplan handelt, der auch bei Primaten vorhanden ist, darf man beim Menschen diese Art der visuovestibulären Verschaltung in den Vestibulariskernen postulieren.

Die qualitativen und quantitativen Abläufe der visuovestibulären Interaktionen bei verschiedenen Spezies zählen heute zu den gut untersuchten Phänomenen der Neurophysiologie (Dichgans u. Brandt 1978). Als Hauptresultat aller dieser Untersuchungen bleibt, daß die Vestibulariskerne eine wichtige Integrationsstruktur der visuellen Sinnesafferenzen und der vestibulären darstellen. Daß darüberhinaus noch andere Strukturen im Hirnstamm, aber auch in höher gelegenen Zentren vorliegen, in denen visuovestibuläre Interaktionen stattfinden, wird postuliert und in der Zukunft sicherlich Gegenstand weiterer Forschungen sein (Büttner u. Büttner-Ennever 1985).

Nicht geklärt ist bis jetzt der Weg, den die visuellen Informationen nehmen, um in die Vestibulariskerne zu gelangen. Nach der zur Zeit favorisierten Hypothese sollen die Projektionen zunächst über den Kortex laufen und dann wieder in den Hirnstamm zu den Vestibularsikernen hinabsteigen (Büttner u. Büttner-Ennever 1985).

### 2.3.2 Interaktionen mit dem propriozeptiven System

Unter den Propriozeptoren versteht man die Rezeptoren, die über Stellung und Lage des Organismus im Raum informieren (R.F. Schmidt 1977a). Dazu zählen die Rezeptoren des Vestibularapparates, die unter 2.2 gesondert abgehandelt worden sind, sowie die Rezeptoren der Muskeln, Sehnen und Gelenke. Es gibt Anhaltspunkte, daß man auch die Eingeweiderezeptoren dazurechnen muß (R.F. Schmidt 1977a). Über die Propriozeptoren werden sowohl statische als auch dynamische Vorgänge erfaßt.

An einer bewußten Wahrnehmung nehmen diese Rezeptoren nur in geringem Maße teil. Zu ihren Aufgaben gehört es, Spannungs- und Längenunterschiede von Muskeln und Sehnen sowie die Gelenkstellung zu messen, an zentrale Strukturen, meist im Rückkenmark, zu melden und unbewußt ablaufende Reflexe auszulösen.

Manche Fasern laufen aber auch mit aufsteigenden Bahnen zu höheren Zentren, um dort meist auf motorische Abläufe einzuwirken. Aus dieser Funktionsbeschreibung ergibt sich eine Überschneidung mit der von vestibulären Rezeptoren. Es war zu erwarten, daß es auch hier zu einer Kooperation beider Systeme kommt.

Selbst wenn sich beim Gesunden, anders als für das visuelle System, der Anteil des propriozeptiven Systems an vestibulären Funktionen nur schwierig, beispielsweise durch Auslösung eines arthrokinetischen Nystagmus, nachweisen läßt (Brandt u. Büchele 1983), so zeigt sich seine Bedeutung deutlich beim Labyrinthlosen. Nach Tokita et al. 1972, aber auch nach Angaben von Pfaltz (1980), gewinnt das propriozeptive System bei diesen Patienten eine erhöhte Wertigkeit. Dies macht sich dann bemerkbar, wenn zusätzlich bei diesen Patienten die propriozeptiven Informationen reduziert angeboten werden. Stellt man einen Labyrinthlosen, der bereits eine gewisse Unsicherheit beim Stehen hat, auf eine Schaumgummimatte, so verstärkt sich diese Standunsicherheit bis hin zur Fallneigung (Hamann et al. 1981). Aber auch schon beim Labyrinthgesunden läßt sich durch dieses experimentelle Modell eine Standunsicherheit hervorrufen (Mauritz u. Dietz 1980).

Auch auf dem Gebiet der Blickmotorik sind Propriozeptoren in der Lage, bestimmte Ersatzfunktionen zu übernehmen, wenn die Labyrinthe ausgefallen sind. Dies konnte in Tierexperimenten von Dichgans et al. (1973b) und am Menschen von Gresty et al. (1977) belegt werden. Eine besondere Bedeutung kommt dabei den Rezeptoren der Halswirbelsäule zu, von denen einige sogar beschleunigungssensibel arbeiten (Gresty et al. 1977). Aus diesen Befunden darf jedoch nicht der Schluß gezogen werden, daß bei intaktem vestibulären System eine Störung dieser Rezeptoren schwere Krankheitsbilder auslösen kann, wie dies in jüngster Zeit häufig behauptet wird (Terrahe 1985; Wolff 1983). Bei einer kritischen Würdigung der aus der Literatur bekannten Daten stellt sich heraus, daß propriozeptive Einflüsse auf vestibuläre Funktionen zwar vorhanden sind, jedoch nur in einem quantitativ geringen Ausmaß, und erst dann bedeutsam werden, wenn das vestibuläre System erheblich geschädigt oder ausgefallen ist (Hamann 1985b).

Wie für die visuovestibulären Interaktionen ist auch für das Zusammenspiel zwischen vestibulären und propriozeptiven Systemen der elektrophysiologische Nachweis erbracht, daß Projektionen dieser Rezeptoren in die Vestibulariskerne bestehen (Frederickson et al. 1966). Die mindere Bedeutung des propriozeptiven

Systems gegenüber dem visuellen an gemeinsamen Funktionen ergibt sich auch daraus, daß im Gegensatz zu den visuellen Afferenzen, für die fast 100% der Vestibulariskernneurone erregbar sind, auf Propriozeptoren nur gut 50% der Neurone ansprechen (Anastasopoulos u. Mergner 1982).

Bei einer massiven Störung des propriozeptiven Systems, wie es bei einem Tabes dorsalis vorliegt, zeigt sich eine klinisch leicht diagnostizierbare Ataxie, die bei einer Frequenzanalyse der Körperschwankungen einen typischen Frequenzpeak bei 1 Hz aufweist (Mauritz u. Dietz 1980). Mauritz und Dietz haben diesen Befund experimentell nachgeahmt, indem sie durch kontrolliertes Abbinden der unteren Extremitäten dort eine Ischämie hervorriefen. Auch hier fand sich die charakteristische Ataxie mit dem typischen Frequenzverhalten der Körperschwankungen.

Somit läßt sich auch für das propriozeptive System feststellen, daß es bei der Aufgabenerfüllung vestibulärer Funktionen mitwirkt, eine besondere Bedeutung aber erst dann erlangt, wenn Störungen im vestibulären System vorhanden sind.

### 2.3.3 Interaktionen mit dem akustischen System

Obwohl die Rezeptoren des akustischen Systems neben denen des vestibulären im Innenohr liegen, ist die Bedeutung einer Zusammenarbeit zwischen diesen beiden Systemen als äußerst gering zu veranschlagen. Allein die Funktion des Richtungshörens trägt zum Orientierungsverhalten bei.

Es ist allgemein bekannt, daß sich mit akustischer Reizung ein sog. audiokinetischer Nystagmus auslösen läßt (Hennebert 1960). Untersuchungen aus der Arbeitsgruppe von Schaefer (1983) sowie von Bockmeyer u. Hamann (1983), die in den letzten Jahren vorgelegt worden sind, weisen darauf hin, daß das auditorische System zwar in der Lage ist, Körperhaltungsreaktionen zu beeinflussen, ihr Wert jedoch im Vergleich zum visuellen System deutlich geringer ist.

Auch wenn durch akustische Reizung, ähnlich wie für andere Sinnesreize, Antworten in den Vestibulariskernneuronen auszulösen sind (Schaefer et al. 1983), kommt dem auditorischen System wohl nur eine untergeordnete Rolle im Gefüge der vestibulären Interaktionen zu.

## 2.4 Pathophysiologie des vestibulären Systems

Die Voraussetzung für das normale Funktionieren des vestibulären Systems ist ein Tonusgleichgewicht in den Vestibulariskernen, das sich v. a. in einer seitengleichen neuronalen Spontanaktivität äußert. Die von den Rezeptoren erfaßten Lageänderungen oder Bewegungen des Kopfes führen zu einer Modulation des Tonusgleichgewichts in den Vestibulariskernen, die wiederum Reaktionen an Effektoren in Gang setzen mit dem Ziel, das Tonusgleichgewicht wiederherzustellen. Überlegungen solcher Art sind schon von Ewald (1892) und auch von Mittermeier (1950) ohne Kenntnisse der modernen Neurophysiologie des vestibulären Systems angestellt worden.

Wird im Fall einer einseitigen Labyrinthläsion der afferente Strom völlig unterbrochen, entspricht dies dem neuronalen Code wie bei einer Bewegung zur Gegenseite, die jedoch realiter nicht stattfindet. Das Tonusgleichgewicht wird dadurch langfristig gestört. Dies löst zwar wieder Korrekturen aus, die jedoch zunächst einmal das Tonusgleichgewicht nicht wiederherstellen können. Die Folge für die bewußte Raumorientierung ist eine anhaltende Bewegungsempfindung, die nicht im Einklang steht mit den aus anderen Sinnessystemen stammenden Empfindungen und als Schwindel wahrgenommen wird. In der Blickmotorik führt dies zu einem kräftigen Abweichen des Augapfels und einer okulomotorischen Korrektur, deren Bewegungsablauf als Nystagmus bekannt ist. Auf dem Gebiet der Stützmotorik treten starke posturale Abweichungen bis hin zur Fallneigung auf.

Selbst wenn eine isolierte Läsion im peripheren vestibulären Rezeptor vorliegt, darf die daraus resultierende Funktionsstörung nicht als rein vestibulär gesehen werden. So sind es, bedingt durch die konvergenten Verknüpfungen, immer die Interaktionen des vestibulären Systems, die gestört sind. Schließlich tragen zur Aufrechterhaltung des Tonusgleichgewichts in den Vestibulariskernen auch andere nichtvestibuläre Systeme bei. Das bedeutet, daß auch bei Störungen aus anderen Sinnesorganen das Koordinationssystem für Orientierung, Blickmotorik und Körpergleichgewicht beeinträchtigt sein kann. Klinisch sind ja auch okulärer Schwindel oder eine propriozeptiv bedingte Ataxie bei Tabes dorsalis bekannt. Es läßt sich daher konstatieren, daß Schwindel zwar periphere Ursachen haben kann, seine Entstehung aber immer zentral, v. a. im Vestibulariskerngebiet, erfolgt. Dabei wird die eigentliche Funktionsstörung im gestörten Zusammenspiel aller beteiligten Systeme gesehen. Das Symptom Schwindel läßt sich also als das Ergebnis eines „intersensorischen Konfliktes" auffassen (Brandt u. Daroff 1980b).

Es versteht sich, daß die Ursache auch in den Koordinationszentren selbst liegen kann, so daß es zu Integrationsstörungen in den Vestibulariskernen kommt. Dies ist dann der Fall, wenn aufgrund von Durchblutungsstörungen, Tumoren oder anderen Erkrankungen Störungen des Hirnstoffwechsels auftreten. Die Folge ist, daß die Nevenzellen ihre vielfältigen informationsverarbeitenden und integrierenden Aufgaben nicht oder nur mangelhaft erfüllen können. Grundsätzlich können klinisch dieselben Beschwerden wie bei peripheren Läsionen auftreten, die erst im Rahmen einer verfeinerten klinischen Diagnostik voneinander zu differenzieren sind. Natürlich ist zu berücksichtigen, daß das Erleben des Schwindels als bewußter Vorgang an kortikale Strukturen gebunden ist (Büttner u. Büttner-Ennever 1985; Hamann et al. 1974).

Ein gutes Beispiel, wie auf experimentellem Weg ein intersensorischer Konflikt über das visuelle System hergestellt werden kann, ist die bereits erwähnte Sehfeldstabilisierung (vgl. 2.3.1; Hamann et al. 1979; Krausen 1983). Sie läßt sich dadurch erreichen, daß ein optischer Horizont fest mit dem Kopf so verbunden wird, daß das gesamte Gesichtsfeld ausgefüllt ist. Findet nun eine Kopfbewegung statt, registrieren die vestibulären Rezeptoren diese Bewegung, die visuellen jedoch nicht, da sich der optische Horizont synchron mit dem Kopf bewegt. Bei vielen Menschen führt dies dann zu einem Schwindel- oder einem Unsicherheitsgefühl. An posturalen Reaktionen wie im Romberg-Stehversuch oder an evozierten Pendelbewegungen des Körpers ist diese Unsicherheit an vergrößerten Körperschwankamplituden oder sakkadierten Bewegungen nachweisbar (Krausen 1983).

Mit der Konflikttheorie lassen sich heute auch die Seekrankheit (Benson 1984), der Höhenschwindel (Brandt et al. 1979), die Astronautenkrankheit und andere vestibulär bedingte Schwindelformen erklären. Grundsätzlich sind aber alle Phänomene auf eine Verarbeitungsstörung der sensoriellen Information in den Koordinationszentren, besonders in den Vestibulariskernen, zurückzuführen. Diese Feststellung soll später Ausgangspunkt für therapeutische Überlegungen sein.

# 3 Kompensation

## 3.1 Kompensation – ein Grundphänomen in der Biologie

Exogene Schädigungen, aber auch natürliche, interne Abbauvorgänge beeinträchtigen im Laufe eines Lebens den menschlichen Organismus in seinen Funktionen vorübergehend oder auf Dauer. Handelt es sich dabei um partielle Schädigungen eines Organs, so kann der verbliebene Anteil durch Steigerung seiner Leistung oder durch reaktive Zellvermehrung mehr oder weniger ausreichend die geschädigte Funktion ersetzen.

Sogar der vollständige Verlust eines Organs kann, wenn es paarig angelegt ist, ausgeglichen werden durch das verbleibende. Manchmal können andere Organe unterstützend eingreifen.

Der Vorgang des Ersetzens oder Ausgleichens einer eingeschränkten oder verlorengegangenen Organfunktion heißt *Kompensation*. Sie dient der Erhaltung des Individuums.

### 3.1.1 Kompensationsvorgänge im Nervensystem

Beim Verlust nervaler Strukturen wird die Tatsache, daß sich Nervenzellen nach der Geburt nicht mehr teilen können, problematisch. Damit ist eine Kompensation durch Zellvermehrung im Nervensystem ausgeschlossen. Dennoch treten nach Läsionen im Zentralnervensystem erstaunliche Erholungen auf. Beispielsweise kann das Sprachvermögen durch eine gezielte Übungsbehandlung wiedererlangt werden, selbst wenn die dominante Hemisphäre für Sprache oder das Broca-Zentrum einseitig entfernt worden sind (zit. nach Glees 1962).

Mit der Problematik der Kompensation in zentralnervösen Strukturen werden so allgemeine Phänomene wie die Plastizität im Nervensystem und nervale Reifungsvorgänge bis hin zum Lernen berührt.

Gemäß heutiger Auffassung (Singer 1982) kann man grundsätzlich 3 Mechanismen unterscheiden, die der Verhaltensverbesserung nach Läsionen im Zentralnervensystem dienen:

1. *Reparationsvorgänge* innerhalb der geschädigten Subsysteme reichen aus, um die eingeschränkte Funktion wieder voll zu erfüllen. Dieser Mechanismus stützt sich auf die gerade im Zentralnervensystem vorhandene Redundanz. Dies bedeutet, daß beim normalen Funktionsablauf nur ein Teil der vorhandenen Neurone aktiv ist, andere noch in Reserve stehen, die dann bei Bedarf zugeschaltet werden können.
2. Ein *Substitutionsprozeß* zum Ausgleich einer vorlorengegangenen Funktion kommt in Frage, wenn ein funktionelles System insgesamt geschädigt ist. Andere Systeme treten ersatzweise ein, ohne daß jedoch eine vollständige Erholung möglich ist.
3. Mit Hilfe *adaptiver Vorgänge* in verbliebenen intakten Strukturen innerhalb des geschädigten Systems lassen sich Funktionseinschränkungen kompensieren. Voraussetzung für diesen Mechanismus ist allerdings ein besonderer Bauplan des betroffenen Systems. Er ist besonders in bilateral angelegten Systemen häufig zu finden.

Die erwähnten Vorgänge müssen sich letztlich auf synaptische Mechanismen stützen. Denn hier geschieht die Informationsübertragung von Zelle zu Zelle. Eine Möglichkeit für Kompensationsvorgänge ist eine gesteigerte synaptische Erregbarkeit, durch die dann auch bei schwächerem Angebot afferenter Impulse eine ausreichende efferente Leistung zustande kommt (Goldman u. Lewis 1978). Die andere Möglichkeit besteht im Neuaussprossen synaptischer Elemente nach Deafferentierung, wofür es im peripheren-motorischen Bereich (Wernig et al. 1980) und auch im zentralen Bereich (Cotman und Nadler 1978) Belege gibt. Fraglich ist, ob es überhaupt zu Spontanerholungen kommt, oder ob nicht erst durch Aktivierungen reparative Vorgänge in Gang gesetzt werden.

Das Zentralnervensystem verfügt also über Möglichkeiten, Verluste der neuronalen Substanz weitgehend zu ersetzen, wobei allerdings die verlorengegangene Struktur selbst nie wieder hergestellt werden kann, sondern nur ihre Funktion.

## 3.1.2 Beeinflussung der Kompensation durch Übungsbehandlung

Bahnungsphänomene, durch die bestimmte neuronale Antworten durch Wiederholungen leichter ausgelöst werden können, sind auf synaptischem Niveau bereits beim Gesunden bekannt (R.F. Schmidt 1977b). Erst recht läßt sich dies für größere Neuronenverbände nachweisen (R.F. Schmidt 1977b). Solche Vorgänge bilden die Grundlage für das Lernen. Es liegt nahe, diese vom Gesunden her bekannten Mechanismen auf den pathologischen Fall zu übertragen.

In der Übersicht von Goldman u. Lewis (1978) wird auf zahlreiche Beobachtungen und Studien hingewiesen, nach denen funktionelle Erholungsvorgänge im Nervensystem nicht notwendigerweise spontan ablaufen, sondern durch Umweltreize begünstigt werden. Diese tierexperimentell erhobenen Befunde lassen sich auch in eine Therapie am Menschen umsetzen. So gelang es Patienten von Zihl (1981), Skotome, die durch Läsionen der Area striata des Kortex entstanden waren, durch intensives Training zu reduzieren. Auch hier gilt, daß eine spontane Remission nicht stattgefunden hätte. Welche Mechanismen solche Trainingserfolge im einzelnen bewirken ist nicht bekannt. Ein entscheidender Faktor für erfolgreiche Erholungen durch eine Übungsbehandlung ist nach Singer (1982) die Aufmerksamkeit.

Für Störungen im Bereich der Motorik aufgrund zentraler Läsionen werden schon seit Jahren von krankengymnastischer Seite sinnvolle Übungsprogramme angeboten (Bobath 1973). Auch hier basieren die Überlegungen darauf, über Ersatzsysteme die verlorengegangene Funktion wiederzuerlangen.

Sicherlich sind zum heutigen Zeitpunkt manche Vorstellungen über zentralnervöse Kompensationsvorgänge und die daraus abgeleiteten Methoden noch sehr grob. Besseres Verständnis der Physiologie verschiedener Hirnareale und ihrer Läsionen wird in Zukunft dazu führen, präzisere Therapiestrategien zu entwerfen. Man kann feststellen, daß wir gegenwärtig erst am Anfang dieser Entwicklung stehen.

## 3.2 Kompensation vestibulärer Störungen

### 3.2.1 Kompensation vestibulärer Störungen beim Tier

Folgen einer einseitigen Labyrinthektomie

Posturale Reaktionen

Nach einseitiger Labyrinthektomie ist beim Tier die Asymmetrie der Körperhaltung und der Körperbewegungen auffällig. An der Kopfhaltung zeigen sich die Folgen einer einseitigen Labyrinthläsion durch Absinken des Kopfes zur zerstörten Seite hin. Durch Messung des Winkels, den die biaurale Kopfachse mit der Vertikalen bildet, haben Putkonen et al. (1977) den zeitlichen Verlauf der vestibulären Kompensation für die Katze und Horn (1981) für den Frosch verfolgt. Katzen benötigen manchmal 3 Monate bis zur endgültigen Stabilisierung der Kopfposition, während dies bei Fröschen selbst nach mehreren Monaten nicht der Fall ist.

An der Körperachse tritt nach einseitiger Labyrinthausschaltung bei Tieren eine Flexion auf. Die konvexe Seite entspricht dabei dem intakten Labyrinth (Schaefer u. Meyer 1974). Schon Magnus (1924) beobachtete eine starke Beugung der Extremitäten im Liegen auf der deafferentierten Seite, auf der anderen Seite eine Überstrekkung. In der Frühphase der Kompensation ist die Asymmetrie der vestibulospinalen Reaktionen so stark ausgeprägt, daß die Tiere beim Versuch aufzustehen zunächst zur Seite der Läsion umfallen, wobei die Fallrichtung später wechseln kann (Igarashi et al. 1970b; Igarashi u. Guiterrez 1983). Wenn die Tiere bei weiter fortgeschrittener Kompensation wieder laufen können, sind Managebewegungen zu beobachten, deren Drehrichtung immer noch zur Seite der Läsion gerichtet ist (Schaefer u. Meyer 1974).

Anhand von EMG-Messungen verfolgten Lacour et al. (1976) den Zeitverlauf der vestibulären Kompensation im motorischen Bereich. Sie konnten nachweisen, daß beim Affen in der Frühphase der vestibulären Kompensation die ipsilaterale Halsmuskulatur während des freien Falles eine deutliche Erniedrigung der Reflexantworten aufwies. Dagegen waren die Antworten auf der Gegenseite stärker ausgeprägt. In der 2. Woche nach der Läsionssetzung zeigte sich bereits wieder eine Symmetrie der Antworten auf einem allerdings erniedrigten Niveau, während die normalen Antworten ab dem 10. Tag wieder zu erreichen waren (Lacour et al. 1976). In einem dynamischen Test wie dem Schienentest von Igarashi et al. (1970b) erhöht sich beim Totenkopfäffchen die Fallneigung nach einseitiger Labyrinthektomic beträchtlich. Auffällig war bei diesen Untersuchungen, daß die Richtung der Fallneigung bei den Tieren mehrfach wechseln konnte, ein Phänomen, das sich von Igarashi u. Guiterrez (1983) auch an dem Aufrichtreflex von Katzen nachweisen ließ.

Okulomotorische Reaktionen

Durch den einseitigen Verlust vestibulärer Afferenzen bekommt die intakte Seite des vestibulären Systems ein so starkes relatives Übergewicht, daß als Störung im vestibulookulären Reflexbogen ein Spontannystagmus auftritt, wobei die schnelle Phase zur gesunden Seite gerichtet ist. Dieses Phänomen läßt sich an Tauben (van Eyck 1956), Albinoratten (Llinás u. Walton 1977), Meerschweinchen (Schaefer u. Meyer 1974), Kaninchen (Magnus 1924), Hunden (Bechterew 1883), Katzen (Precht et al. 1966) und Affen (Igarashi et al. 1970a) nachweisen.

Bei Ratten und Meerschweinchen verschwindet der pathologische Spontannystagmus innerhalb von einigen Stunden (Llinás u. Walton 1977; Schaefer u. Meyer 1974). Katzen benötigen dazu einige Tage (Maioli et al. 1983), Affen brauchen Wochen (Igarashi et al. 1970a).

Bei Ratten findet sich neben dem typischen Spontannystagmus als Folge einer einseitigen Labyrinthausschaltung noch eine Veränderung der Augenstellung. Auf der Seite der Läsion ist der Bulbus des Auges herabgesunken, während er auf der Gegenseite nach oben angehoben ist: "skew deviation" (Llinás u. Walton 1977). Diese Anomalie bildet sich aber gleichfalls innerhalb weniger Stunden zurück.

Neben diesen tonischen Phänomenen treten auch Störungen im Bereich der dynamischen Blickmotorik auf, die sich sowohl am vestibulookulären Reflex (Baarsma u. Collewijn 1975; Maioli et al. 1983), sowie geringer am optokinetisch ausgelösten Nystagmus ablesen lassen (Maioli et al. 1983). Die dynamischen Parameter zeigen gleichfalls eine Erholung, allerdings nicht vollständig. Maioli et al. fanden noch mehrere Monate nach der Labyrinthausschaltung an Katzen Asymmetrien für den Verstärkungsfaktor des vestibulookulären Reflexes.

Folgen einer beidseitigen Labyrinthektomie

Nach einer gleichzeitig durchgeführten, *bilateralen* Labyrinthdestruktion treten erwartungsgemäß keine asymmetrischen Symptome auf (Bechterew 1883; Magnus 1924; Schaefer u. Meyer 1974). Führt man jedoch die 2. Labyrinthzerstörung zu einem Zeitpunkt aus, zu dem die 1. bereits kompensiert ist, treten erneut Läsionszeichen auf, als ob die zuerst zerstörte Seite intakt wäre. Die Ausfallsymptome verhalten sich also spiegelbildlich zu denen, die nach der 1. Operation aufgetreten waren. Erstmals wurde dieses Phänomen 1883 von Bechterew beobachtet und trägt als „Bechterew-Kompensation" seinen Namen. Voraussetzung für das Auftreten der Bechterew-Kompensation ist ein genügend langer Zeitraum zwischen beiden Eingriffen, der von Tierstamm zu Tierstamm unterschiedlich ist.

Richtungsbestimmte Zeichen nehmen auch nach einer zweizeitig durchgeführten bilateralen Destruktion mit der Zeit wieder ab (Igarashi et al. 1970a). Bei manchen Tieren kommt es zu einer vollständigen Kompensation des grobmotorischen Verhaltens (Schaefer u. Meyer 1974), bei anderen, wie beispielsweise beim Affen, lassen sich zwar Erholungsvorgänge nachweisen, Zeichen einer Schädigung bleiben jedoch erhalten (Igarashi et al. 1970a; Lacour u. Xerri 1981; Magnus 1924). Natürlich ist es unmöglich, den vestibulookulären Reflex auszulösen. Dagegen lassen sich optokinetische Nystagmen hervorrufen, interessanterweise keine Nachnystagmen mehr (Uemura u. Cohen 1972).

Natürlich kann in Fällen einer beidseitigen Labyrinthausschaltung die Funktion des vollständig verlorengegangenen peripheren Systems nur von anderen Sinnessystemen übernommen werden, worauf noch unter 3.2.4 eingegangen wird.


### 3.2.2 Kompensation vestibulärer Störungen beim Menschen

Ausfälle des peripheren Labyrinthes kommen beim Menschen als Folge von Durchblutungsstörungen, Schädeltraumen, nach Überdosierung von Aminoglykosiden, als Folge therapeutischer Eingriffe (Neurektomie, Entfernung eines Akustikusneurinoms) oder als Komplikation einer chronischen Mittelohrentzündung vor.

## Folgen einseitiger Labyrinthläsionen

### Räumliche Orientierung

Das typische subjektive Symptom nach einer einseitigen Läsion des peripheren Vestibularapparates ist die Klage über ein Dislokationsgefühl. Am häufigsten wird Drehschwindel angegeben, aber auch Schwankschwindel, Gleichgewichtsstörungen sowie Retro- oder Lateropulsionsgefühle (Boenninghaus 1980; Fisch 1973).

Im allgemeinen verlieren sich diese Beschwerden selbst nach einem vollständigen einseitigen Verlust des Vestibularapparates recht schnell. Bei erfolgreicher Kompensation ist der Schwindel schon nach 14 Tagen soweit abgeklungen, daß beispielsweise neurektomierte Patienten aus der stationären Behandlung entlassen werden können.

### Posturale Reaktionen

Die Folgen einer einseitigen, peripher-vestibulären Läsion äußern sich beim Menschen im Bereich der vestibulospinalen Motorik als Stand- und Gangunsicherheit sowie als Seitenabweichungen bei sonstigen motorischen Reaktionen. Nelson (1972) stellte fest, daß ein Patient mit einem einseitigen Labyrinthausfall den verschärften Romberg-Test mit geschlossenen Augen nicht ausführen kann. Beim Tretversuch wichen noch 1 Jahr nach der Ausschaltung des peripheren Vestibularapparates 80% seiner Patienten zur operierten Seite ab. Die vestibulospinalen Störungen werden v. a. bei Untersuchungen mit geschlossenen Augen deutlich (Fregly 1974). Black et al. (1978) gelang es, mit Hilfe von Computeranalysen posturographischer Untersuchungen diese Befunde zu untermauern.

Ähnlich wie für den Schwindel kommt es aber auch bei den vestibulospinalen Störungen zu einer raschen Kompensation.

### Okulomotorische Reaktionen

Die meisten am Menschen durchgeführten Untersuchungen bei einseitigen Vestibularisläsionen beziehen sich auf Störungen der Okulomotorik. Übereinstimmend wird berichtet, daß in der Frühphase nach der Ausschaltung eines peripheren Labyrinths ein heftiger, horizontaler Spontannystagmus mit einer rotatorischen Komponente zur gesunden Seite hin schlägt (Fisch 1973; Pfaltz u.

Kamath 1971). Die Intensität des Spontannystagmus ist nach einer Woche bereits stark abgesunken, in manchen Fällen aber noch nach Monaten und Jahren unter Provokationsbedingungen nachweisbar (Lange u. Kornhuber 1962). Im Verlauf der vestibulären Kompensation kann die Richtung des Nystagmus wechseln. Schlägt der Nystagmus in Richtung des ausgefallenen Labyrinthes, so ist dies nach Stenger (1959) als Erholungsnystagmus zu werten.

Bei experimentell ausgelösten Augenbewegungen wie im rotatorischen Test kommt es nach anfänglich heftigen asymmetrischen Reaktionen auch hier zu einer weitgehenden Wiederangleichung der Antworten (Norré 1978). Mit feineren Reizmethoden sind allerdings noch lange nach einseitigen Labyrinthausfällen geringe Asymmetrien nachzuweisen (Barnes 1979; Istl et al. 1983).

Es hängt offensichtlich entscheidend von der Wahl des Untersuchungsverfahrens ab, inwieweit sich noch Spuren von einseitigen peripheren vestibulären Läsionen finden lassen.

Folgen beidseitiger Labyrinthläsionen

Beidseitige Ausfälle des peripheren Vestibularorgans sind sehr selten. Sie kommen angeboren vor, als Folge einer Aminoglykosidtherapie oder nach Operationen von beidseitigen Akustikusneurinomen bei der Neurofibromatose Recklinghausen (Sterkers u. Hamann 1979a).

Räumliche Orientierung

Der Labyrinthlose klagt weniger über einen gerichteten Schwindel als vielmehr über ein allgemeines Unsicherheitsgefühl. Erfolgt die Ausschaltung des 2. Vestibularapparates längere Zeit nach der Erstausschaltung, tritt auch hier das Phänomen der Bechterew-Kompensation auf (Bechterew 1883). Der Dreh- oder Schwankschwindel wird zunächst genauso stark empfunden wie nach der ersten Läsion, verliert sich aber mit fortschreitender Zeitdauer (Sterkers u. Hamann 1979b).

Posturale Reaktionen

Durch den vollständigen Wegfall vestibulärer Afferenzen ist erwartungsgemäß die Körpergleichgewichtsregulation beeinträchtigt. Stehen und Laufen sind zwar mit offenen Augen gut möglich, Labyrinthlose zeigen aber einen breiteren Gang gegenüber Gesunden (Rademaker 1935; Wirth 1969). Schwierigkeiten entstehen, wenn der Labyrinthlose die Augen schließt. Aber auch dann ist ihm noch ein Stehen möglich. Offensichtlich ist die Propriozeption in der Lage, fehlende vestibuläre Reaktionen bei der Körpermotorik größtenteils zu kompensieren.

Okulomotorische Reaktionen

Durch das Fehlen der peripheren Rezeptoren beim Labyrinthlosen ist die Auslösung des vestibulookulären Reflexes natürlich nicht mehr möglich. Durch den Wegfall der vestibulär bedingten Blickstabilisierung bei raschen Kopfbewegungen kommt es zum Verschwimmen der Bilder, der Oszillopsie, die auch als Dandy-Zeichen bezeichnet wird (Dandy 1941). Die Kompensation dieser Störungen geschieht über langsame Augenfolgebewegungen, das Sakkadensystem sowie über zervikookuläre Reflexe (Dichgans et al. 1979b; Gresty 1976; Kasai u. Zee 1978).

Erfolgt die Labyrinthausschaltung zweizeitig, dann tritt beim Menschen nach der 2. Labyrinthausschaltung ein Nystagmus auf, der zur Seite des zuerst zerstörten Vestibularapparates gerichtet ist. Allerdings verliert sich dieser „Bechterew-Nystagmus" innerhalb von wenigen Wochen (Sterkers u. Hamann 1979b).

Alle Untersuchungen zeigen, daß der Labyrinthlose – dank anderer Sinnessysteme – den Verlust des vestibulären Organs unter den üblichen Anforderungen des alltäglichen Lebens bewältigen kann, extremen Belastungen jedoch nicht gewachsen ist.

### 3.2.3 Neuronale Vorgänge bei der vestibulären Kompensation

Wie die klinischen Beobachtungen gezeigt haben, ist das vestibuläre System in der Lage, ab einem bestimmten Zeitpunkt nach einer einseitigen Labyrinthausschaltung in einem weiten Bereich wieder ausreichend zu arbeiten (Schaefer u. Meyer 1974). Schwindel oder bewußt wahrgenommene Gleichgewichtsstörungen bestehen praktisch nicht mehr, Asymmetrien im Bereich des vestibulookulären Reflexbogens und der vestibulospinalen Reflexe sind verschwunden.

Die klassischen Studien von Gernandt u. Thulin (1952) und von Precht et al. (1966) haben ergeben, daß die Aktivität der Typ-I-

Neurone in den Vestibulariskernen bald nach der Labyrinthzerstörung eine Erniedrigung auf der deafferentierten Seite aufweist, hingegen eine Zunahme auf der intakten Seite. Diesen an dezerebellierten Katzen erhobenen Befunde stehen die Ergebnisse von McCabe et al. (1972) gegenüber, die, ebenfalls an Katzen, jedoch mit belassenem Kleinhirn, auf beiden Seiten im medialen Vestibulariskern eine entsprechende Erniedrigung bis hin zum völligen Schweigen der Zellaktivität fanden. Für diesen Abfall der Aktivität ("shut down") machten sie das Zerebellum verantwortlich. Dagegen ist jedoch mit Precht (1978) einzuwenden, daß dies nur für einen Teil der Neurone gelten kann, da ja ein sehr heftiger Spontannystagmus und eine Ataxie sofort postoperativ auftreten, was auf ein Ungleichgewicht der Aktivität im vestibulären System hindeutet. In einem späteren Stadium der Kompensation, wenn die verhaltensmäßigen Asymmetriezeichen fast völlig verschwunden waren, war es bei Katzen wieder möglich, Typ-I-Antworten auf der deafferentierten Seite zu registrieren, bei fast seitengleicher Entladungsfrequenz (Precht et al. 1966). Auf der Seite der Läsion konnte man Typ-II-Neurone ableiten, die mit unveränderter Spontanaktivität entluden (Precht et al. 1966). Bei diesen Typ-II-Neuronen lagen auch die Schwellen für elektrische Reize von der Gegenseite her im Bereich derer von labyrinthintakten Tieren (Precht et al. 1966).

Das konnte nach den bekannten Befunden über die kommissuralen Verbindungen (Shimazu u. Precht 1965; Curthoys u. Markham 1971) erwartet werden. Danach bekommen die Typ-II-Neurone ihren exzitatorischen Input von der Gegenseite, in diesem Fall also von der labyrinthintakten Seite. Dies spiegelt sich auch auf der intakten Seite wieder, wo keine Typ-II-Neurone oder nur in äußerst geringer Zahl nachgewiesen werden konnten (Ried et al. 1984).

In einer neueren Arbeit haben Yagi u. Markham (1984) das Verhalten des Verstärkungsfaktors von Vestibulariskernneuronen nach einseitiger Labyrinthektomie an Katzen untersucht. Dabei erwies es sich, daß der Verstärkungsfaktor für Typ-I-Neurone auf der Läsisonsseite signifikant unter dem von labyrinthintakten Tieren lag. Auf der Gegenseite war zwar die Spontanaktivität der Typ-I-Neurone erhöht, aber ihr Verstärkungsfaktor war gleichfalls erniedrigt. Zu einem späteren Zeitpunkt, in einem überwiegend kompensierten Stadium, hatte sich der Verstärkungsfaktor beider Seiten für die Typ-I-Neurone weitgehend angeglichen. Allerdings lag das erreichte Niveau immer noch unter dem von gesunden Katzen.

Die bei kompensierten Tieren gefundenen Senkungen der elektrischen Reizschwelle deuten darauf hin, daß die kommissuralen Bahnen besser genutzt werden können (Precht et al. 1966). Die einzelnen Mechanismen sind bisher nicht geklärt; unbekannt ist auch, wie es zu einem Wiederaufleben der Typ-I-Aktivität auf der deafferentierten Seite in den Vestibulariskernen kommt. Eine zur Zeit favorisierte Hypothese erklärt dies über das sog. "sprouting", d. h. ein Aussprossen neuer präsynaptischer Verbindungen (Korte u. Friedrich 1979). Auch eine jüngst erschienene Arbeit von Dieringer et al. (1984), die nach Labyrinthektomie vermehrt Hinterwurzelfasern an Vestibulariskernneuronen gefunden hatten, spricht für diese Überlegungen.

Eine andere gegenwärtig diskutierte Möglichkeit besteht in einer erhöhten Empfindlichkeit der Synapsen (Precht et al. 1966), wobei nicht geklärt ist, wodurch diese ausgelöst werden soll. Daß es im weiteren Verlauf der Kompensation wieder zu einer bipolar modulierten Antwort auf beiden Seiten der Vestibulariskerne kommt, läßt sich bei Weiterbestehen der kommissuralen Mechanismen durch Nachlassen oder Ansteigen von Hemmungen erklären.

Eine häufig diskutierte Frage betrifft den Einfluß des Kleinhirns auf die vestibuläre Kompensation. Nach den Untersuchungen von Haddad et al. (1977) läuft die vestibuläre Kompensation auch ohne das Vestibulozerebellum ab, wobei die Autoren eine Beschleunigung der schnellen plastischen Adaptation nicht ausschließen wollen. Schaefer u. Meyer (1974) konnten in ihren Versuchen mit Meerschweinchen keine Verlangsamung der Nystagmuskompensation durch eine Zerebellektomie feststellen. Auch Sanchez-Robles u. Anderson (1978) verneinen eine Beteiligung von Kleinhirnkernen oder olivozerebellären Bahnen an der vestibulären Kompensation. Zerstört man Katzen einige Monate vor der Labyrinthektomie das Kleinhirn, findet dennoch eine vollständige Kompensation statt. Auch eine nachträgliche Koagulation von Kleinhirnkernen provozierte keine vestibulären Asymmetrien. Dagegen wird aus der Arbeitsgruppe von Jeannerod (1976) darauf verwiesen, daß Läsionen in Flocculus nach Labyrinthektomie vestibuläre Dekompensationszeichen wieder hervortreten lassen. Nach gegenwärtiger Kenntnis verhält es sich wohl so, daß das Zerebellum die Erholung nach vestibulären Ausfällen beschleunigt, bei abgeschlossener Kompensation ein Verlust des Kleinhirns keine Folgen hat. Dabei ist ein wichtiger Gesichtspunkt, daß zwar Läsionen im Flocculus die Gainkontrolle für den vestibulookulären Reflex beeinträchtigen ("adaptive gain control") (Robinson 1974). Auf die für die vestibuläre Kompensation entscheidende Kontrolle des Tonusgleichgewichtes ("balance control") wirken sich zerebelläre Schädigungen nicht aus.

Zur Deutung der neuronalen Phänomene bei der vestibulären Kompensation im engeren Sinne genügt zunächst einmal das Konzept der kommissuralen Verschaltungen der Vestibulariskerngebiete selbst. Trotz einiger Hypothesen ist letztlich die Frage nach dem Wiederaufleben der Typ-I-Aktivität auf der deafferentierten Seite weiterhin offen.

Darüber hinaus muß berücksichtigt werden, daß neben rein vestibulären Mechanismen bei der Kompensation auch nichtvestibuläre Systeme vikariierend eingreifen (Azzena et al. 1976; Courjon et al. 1977; Bles et al. 1984; Lacour u. Xerri 1976).

### 3.2.4 Beteiligung nichtvestibulärer Systeme an der vestibulären Kompensation

Da es bekannt ist, daß im physiologischen Fall das vestibuläre System bei seiner Aufgabenerfüllung immer mit anderen Sinnessystemen kooperiert (vgl. 2.3), stellt sich die Frage, ob dies auch im Fall der vestibulären Kompensation stattfindet, wie es zu erwarten ist.

Für den unterstützenden Einfluß des visuellen Systems auf die vestibuläre Kompensation liegen eindeutige experimentelle Belege vor. In Untersuchungen von Courjon et al. (1977) benötigten Katzen, die nach einseitiger Labyrinthektomie mit verschlossenen Augenlidern im Dunkeln gehalten wurden, eine erheblich längere Zeit zur Normalisierung okulomotorischer Störungen als Tiere, die im Hellen gehalten wurden. Für die Kompensation posturaler Störungen nach einseitiger Labyrinthzerstörung erbrachten Putkonen et al. (1977) den Nachweis, daß die Erholungsvorgänge unter normalen visuellen Bedingungen schneller abliefen. Ob diese Phänomene auf neuronaler Ebene eine Entsprechung haben, ist noch nicht untersucht.

Den fördernden Einfluß des propriozeptiven Systems auf die vestibuläre Kompensation konnten Untersuchungen aus der Arbeitsgruppe von Azzena (1976) belegen. Meerschweinchen, die nach einer einseitigen Labyrinthektomie verhaltensmäßig wieder kompensiert waren, wiesen nach einer zusätzlichen Durchtrennung der Rückenmarkshinterwurzeln erneut ein Verhalten mit Spontannystagmus und Fallneigung, ähnlich wie kurz nach der Labyrinthausschaltung, auf. Auch die Spontanaktivität der Vestibulariskernneurone zeigte wieder die typische Asymmetrie mit einem Anstieg der Entladungsrate auf der intakten Seite und Hemmung auf der labyrinthektomierten Seite wie in der Frühphase der vestibulären Kompensation.

Andere Studien beziehen sich auf beidseitige Labyrinthausschaltungen und betonen v. a. den Anteil propriozeptiver Reflexe sowohl an blickmotorischen als auch an posturalen Aufgaben (Dichgans et al. 1973b; Gresty 1976; Tokita et al. 1972).

Aus den obengenannten Untersuchungen kann gefolgert werden, daß ein großer Teil der vestibulären Kompensation über die bekannten Verbindungen zwischen den Vestibulariskerngebieten beider Seiten abläuft, zum anderen aber – von Tierart zu Tierart unterschiedlich – nichtvestibuläre Sinnessysteme wie das visuelle und das propriozeptive System entscheidend an der vestibulären Kompensation nach einseitiger Labyrinthausschaltung mitwirken.

## 3.3 Eigene tierexperimentelle Untersuchungen zur vestibulären Kompensation

### 3.3.1 Methodik

Die im folgenden dargelegten Ergebnisse stammen von 56 Albinoratten und 39 pigmentierten Ratten (ausführliche Darstellung in Hamann u. Lannou 1987). Bei allen Tieren wurde eine einseitige Labyrinthektomie in leichter Äthernarkose durchgeführt, bei 3 Albinoratten eine bilaterale Ausschaltung des Vestibularorgans.

Die Auswertung umfaßte Verhaltensbeobachtungen sowie Einzelzellregistrierungen aus dem Vestibulariskerngebiet. Die Verhaltensbeobachtung berücksichtigte sowohl das Spontanverhalten als auch das in einem Schienentest provozierte Verhalten.

Die Untersuchung der Neurone aus dem Vestibulariskerngebiet bestand in der Registrierung der Spontanaktivität sowie dynamischer Reaktionen auf sinusförmige rotatorische Reize. An den pigmentierten Ratten wurden zusätzlich zu den rein vestibulären Reizungen kombinierte visuovestibuläre und rein optokinetische Reizungen durchgeführt. Die Auswertparameter für die dynamischen Reizungen waren der Verstärkungsfaktor (Gain) und die Phasenverschiebung. Beide geben das Dynamikverhalten der Kernneurone wieder. Die Elektrodenpositionen wurden histologisch kontrolliert.

Der Vergleich zwischen den Neuronen einseitig labyrinthektomierter Albinoratten und labyrinthintakter Albinoratten erfolgte für die rotatorischen Reizungen anhand eines selbst erhobenen Kontrollkollektivs von Neuronen, die von 9 Tieren stammten. Bei den Werten der Kontrollgruppe für die pigmentierten Ratten handelte es sich um die von Lannou et al. (1982) angegebenen Befunde.

## 3.3.2 Ergebnisse

Verhalten

Spontanverhalten

Bereits 5 min nach Absetzen der Äthernarkose war sowohl bei den Albinoratten als auch bei den pigmentierten Ratten als Folge der einseitigen Labyrinthektomie ein typisches vestibuläres Ausfallsyndrom sichtbar. Der Augapfel war auf der Seite der Läsion nach unten abgesunken, kontralateral war er über die Mittellinie hinaus nach oben hin verzogen. Es bestand ein hochfrequenter kräftiger Nystagmus mit Schlagrichtung der schnellen Komponente zur intakten Seite. Der Kopf der Tiere war immer so gedreht, daß die zerstörte Seite nach unten zu liegen kam (Abb. 3.1, 3.2). In seiner Stellung zum Rumpf war der Kopf zu der destruierten Seite hin gedreht. Die Körperachse selbst war nach ipsilateral flektiert. Dies ergab sich daraus, daß die Extremitäten auf der zerstörten Seite in Flexionsstellung, auf der intakten Seite in Streckstellung verblieben (Abb. 3.1).

Wenn die Tiere wieder anfingen zu laufen, fielen sie anfangs grundsätzlich zur operierten Seite, später kam es zu Manegebewegungen in Richtung der zerstörten Seite.

Innerhalb von wenigen Stunden schwächte sich diese Symptomatik deutlich ab; 6 h nach der Labyrinthzerstörung war nur noch ein schwacher Spontannystagmus und eine leichte Schiefhaltung des Kopfes nachweisbar. Am 2. postoperativen Tag waren die Tiere in ihrem Spontanverhalten so unauffällig, daß sie sich nicht mehr von intakten Tieren unterscheiden ließen. Nur durch starke emotionale Reize, wie beispielsweise Schmerz, waren Destruktionszeichen erneut zu provozieren.

Drei Kontrolltiere, denen das 2. Labyrinth 2 Tage nach dem ersten zerstört worden war, also zu einem Zeitpunkt, wo eine verhaltensmäßige Kompensation eingetreten war, wiesen in der frühen postoperativen Phase eine Symptomatik auf, die spiegelbildlich den

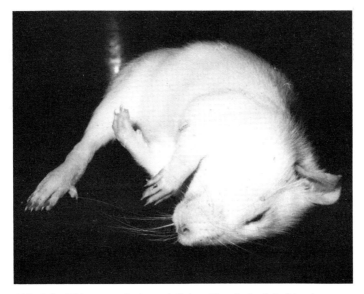

**Abb. 3.1.** Albinoratte, 5 min nach linksseitiger Labyrinthektomie

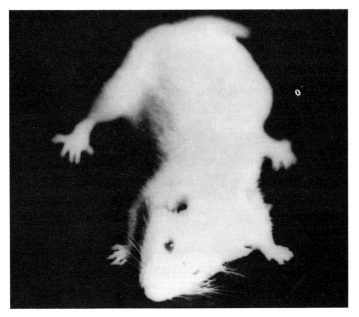

**Abb. 3.2.** Albinoratte, 3 h nach linksseitiger Labyrinthektomie

Ausfallzeichen der ersten Labyrinthektomie entsprach. Nach Abklingen der richtungsbetonten Zeichen blieben später eine stark ausgeprägte Tonuserniedrigung der Muskulatur und Störungen der Gesamtmotorik zurück, die so stark waren, daß die Tiere ohne Hilfe keine Nahrung mehr aufnehmen konnten.

Das Spontanverhalten nach einseitiger Labyrinthektomie und der Zeitverlauf der Kompensation wiesen zwischen Albinoratten und pigmentierten Ratten keine Unterschiede auf, die mit den Methoden der einfachen Beobachtung hätten erkannt werden können.

## Schienentest

Um die Erholungsvorgänge nach einseitiger Labyrinthektomie quantitativ zu erfassen, kam ein Schienentest ("rail test") wie ihn Clark (1974) für die Ratte angegeben hat, zur Anwendung (Abb. 3.3). Als Meßparameter diente die mit einer Stoppuhr gemessene Zeitdauer, während der sich das Versuchstier auf der mit 36 U/min drehenden Schiene festhalten konnte. Mit diesem Test wird ein komplexes motorisches Verhalten geprüft, bei dem auf der afferenten Seite zwar mehrere Sinnessysteme, maßgeblich aber das vestibuläre System, beteiligt sind.

Bei Kontrollversuchen mit 5 nicht operierten, nicht narkotisierten Albinoratten stiegen während des Beobachtungszeitraums die Werte der Verweildauer auf der sich drehenden Achse an, wohl als Ausdruck eines Trainingseffektes.

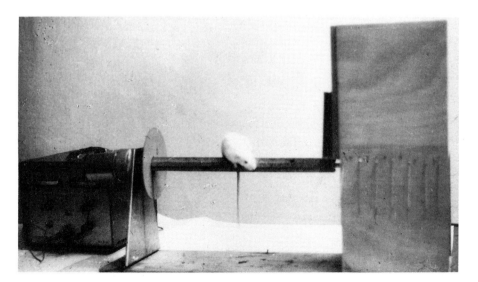

**Abb. 3.3.** Apparat für den Schienentest nach Clark

42   Kompensation

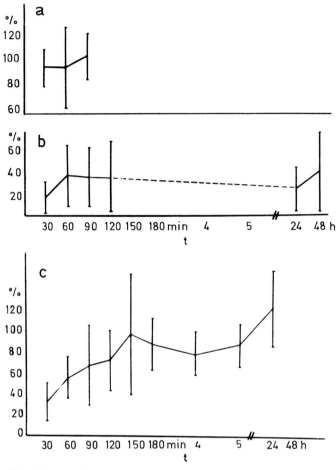

**Abb. 3.4a–c.** Mittelwerte mit Standardabweichungen der Verweildauer beim Schienentest, ausgedrückt in % der Ausgangswerte *(Ordinate)*, im Verlauf der Zeit *(Abszisse)* nach einseitiger Labyrinthektomie. *a* Kontrollgruppe mit Äthernarkose ohne Operation, *b* Kontrollgruppe beidseitige Labyrinthektomie, *c* Testgruppe mit einseitiger Labyrinthektomie

In einer weiteren Kontrollgruppe von 3 mit Äther narkotisierten, jedoch nicht-operierten Tieren fiel die Verweildauer auf der Drehachse anfangs geringfügig ab, hatte jedoch eine Stunde nach Beendigung der Äthernarkose die Ausgangswerte praktisch wieder erreicht (Abb. 3.4a). In der Untersuchungsgruppe der 10 einseitig labyrinthektomierten Albinoratten ging die Verweildauer auf der sich drehenden Achse in der Frühphase nach der Labyrinthausschaltung bis auf 35% des durchschnittlichen Ausgangswertes zurück, bevor sie langsam wieder anstieg (Abb. 3.4c). Bereits 3 h nach der Labyrinthektomie hatten die Werte im Mittel rund 80%

der Ausgangswerte erreicht. Bis zur 60. Minute war die Erniedrigung der Verweildauer gegenüber den Ausgangswerten signifikant ($p < 0{,}01$) unterschiedlich, 3 h nach der Labyrinthausschaltung nicht mehr.

Bei den 3 Tieren mit beidseitiger Labyrinthektomie, durchgeführt 2 Tage nach der ersten, war der drastische Abfall der Verweildauer auf der Achse sofort postoperativ auffällig. Die Werte verbesserten sich zwar, erreichten aber auch 2 Tage nach der 2. Labyrinthausschaltung bei weitem nicht die Werte wie nach der 1. Operation (Abb. 3.4b).

Spontanaktivität der Vestibulariskernneurone

Albinoratten

Alle elektrophysiologischen Registrierungen an Albinoratten waren in leichter Pentobarbitalnarkose und nach Zerebellektomie zur Freilegung des Bodens des 4. Hirnventrikels vorgenommen worden.

Die Spontanaktivität von 350 Neuronen aus dem Vestibulariskerngebiet einseitig labyrinthektomierter Ratten wurde verglichen mit der eines Kontrollkollektivs von 41 Neuronen labyrinthintakter Ratten. Die mittlere Frequenz der Ruheaktivität der Typ-I-Neurone der Kontrolltiere betrug 22,7 Hz, die der Typ-II-Neurone 17,4 Hz. Nach einseitiger Labyrinthzerstörung fiel die Spontanaktivität der Typ-I-Neurone auf der deafferentierten Seite ab. Sie betrug bis zum 2. postoperativen Tag 17,3 Hz, im Zeitraum zwischen dem 3. und 14. Tag 13,3 Hz. Dagegen wiesen die Typ-I-Neurone der kontralateralen Seite mit einer Frequenz von 19,1 Hz bis zum 2. Tag und ab 3. Tag mit 21,3 Hz keine bemerkenswerten Abweichungen gegenüber den Kontrollen auf. Die Typ-II-Neurone der destruierten Seite zeigten bis zum 2. postoperativen Tag mit 17,7 Hz keine auffallenden Änderungen, fielen ab dem 3. Tag mit ihrer Spontanentladungsrate auf 13,6 Hz ab. Auf der kontralateralen Seite lagen mit 27,7 Hz bzw. 28,5 Hz die Spontanentladungsraten deutlich über denen labyrinthintakter Tiere (Tabelle 1). Die einseitige Labyrinthektomie führte zu einer starken Differenz der Spontanaktivität vestibulärer Kernneurone, die bei Albinoratten keine Tendenz zur Angleichung aufwies.

**Tabelle 1.** Spontanaktivität *(SpA)* und Vorkommen der verschiedenen Zelltypen bei Albinoratten vor und nach einseitiger Labyrinthektomie

| Neuronentyp | | I | | | II | | |
|---|---|---|---|---|---|---|---|
| | t | n | [%] | SpA [Hz] | n | [%] | SpA [Hz] |
| Kontrolltiere | – | 24 | (58,5) | 22,7 | 17 | (41,5) | 17,4 |
| Läsionsseite | ≤ 48 h | 18 | (31,6) | 17,3 | 39 | (68,4) | 17,7 |
| | > 48 h | 35 | (37,6) | 13,3 | 58 | (62,4) | 13,6 |
| Intakte Seite | ≤ 48 h | 31 | (33,7) | 19,1 | 61 | (66,3) | 27,7 |
| | > 48 h | 51 | (47,2) | 21,3 | 57 | (52,8) | 28,5 |

## Pigmentierte Ratten (DA-HAN-Ratten)

Für die elektrophysiologischen Ableitungen an den pigmentierten Ratten war nur eine kurz dauernde Äthernarkose mit anschließender Lokalanästhesie der Wundränder erfolgt, das Zerebellum war hier belassen worden.

Insgesamt wurden 81 Neurone aus dem Vestibulariskerngebiet, vorwiegend aus dem medialen Anteil, nach einseitiger Labyrinthektomie bei den pigmentierten Ratten abgeleitet. Da unser Interesse vorwiegend auf die Seite der Läsion konzentriert war, untersuchten wir 58 Zellen auf dieser Seite und nur 23 Zellen auf der intakten Seite. Die Registrierungen erfolgten innerhalb der ersten 4 Tage nach der einseitigen Labyrinthausschaltung.

Wie schon bei den Albinoratten fanden sich auch bei den pigmentierten Ratten nur relativ wenige Typ-I-Neurone auf der Seite der Läsion, während auf der intakten Seite kein Unterschied im Verhältnis von Typ-I- und Typ-II-Neuronen nachzuweisen war (Tabelle 2). Die mittlere Entladungsrate lag für die Typ-I-Neurone mit 20,5 Hz und für die Typ-II-Neurone mit 23,5 Hz auf der Seite der Labyrinthektomie im Bereich der Entladungsrate der Kontrolltiere (Lannou et al. 1980). Auf der intakten Seite zeigten die Typ-I-Neurone keine wesentliche Änderung ihrer Spontanaktivität, dagegen aber die Typ-II-Neurone mit einem signifikanten Abfall bis auf 8,2 Hz ($p < 0,02$). Zwischen beiden Seiten ließ sich für die Typ-I-Neurone kein signifikanter Unterschied feststellen (Tabelle 2). Es kann angenommen werden, daß für das hier untersuchte Neuronenkollektiv bereits eine weitgehende Kompensation nach der einseitigen Labyrinthausschaltung erreicht war.

**Tabelle 2.** Neuronenverteilung und Spontanaktivität *(SpA)* mit ihrem Antwortverhalten auf optokinetische Reizung bei pigmentierten Ratten (n = 81)

| Seite | Läsionsseite (n = 58) | | Intakte Seite (n = 23) | |
|---|---|---|---|---|
| Neuronentyp | I | II | I | II |
| | (n = 27; SpA = 20,5 [Hz]) | (n = 31; SpA = 23,5 [Hz]) | (n = 13; SpA = 22,1 [Hz]) | (n = 10; SpA = 8,2 [Hz]) |
| Optokinetische Stimulation, links | 11 von 27 | 16 von 31 | 5 von 13 | 3 von 10 |
| Optokinetische Stimulation, rechts | 11 von 27 | 12 von 31 | 5 von 13 | 3 von 10 |

## Rotatorische Reizungen

### Albinoratten

*Verstärkungsfaktor (Gain).* Die Analyse des Verstärkungsfaktors nach einseitiger Labyrinthektomie geschah an 131 Neuronen, die bei unterschiedlichen Frequenzen und Amplituden gereizt wurden. Es erfolgte eine Gegenüberstellung mit 38 Neuronen, die von labyrinthintakten Albinoratten stammten. Unabhängig von den verschiedenen Reizstufen ließ sich für den Verstärkungsfaktor der Typ-I-Neuronen ein generelles Muster ablesen (Abb. 3.5). Die Neurone auf der zerstörten Seite, die in den ersten beiden postoperativen Tagen registriert wurden, wiesen signifikant niedrigere Werte auf als die Neurone der intakten Seite ($p < 0{,}05$). Ab dem 3. Tag näherten sich die Werte für die beiden Seiten wieder an, ein statistisch signifikanter Unterschied bestand nicht mehr. Der erreichte Verstärkungsfaktor lag aber jeweils deutlich unter dem der Kontrolltiere (Abb. 3.5).

Auch für die Typ-II-Neurone wird bei der Gegenüberstellung beider Beobachtungszeiträume und der Seitenlokalisationen ein allgemeines Muster erkennbar, das sich für alle Reizstufen ähnelt. In der frühen Phase nach der Labyrinthzerstörung war der Verstärkungsfaktor der intakten Seite niedriger als auf der operierten. Die Werte stiegen für beide Seiten im späteren Beobachtungszeitraum an, ohne sich jedoch einander anzunähern (Abb. 3.6). Der schließlich erreichte Verstärkungsfaktor war auf der Seite des zerstörten Labyrinths größer als bei den labyrinthintakten Tieren, auf der nicht operierten Seite blieb er darunter.

46  Kompensation

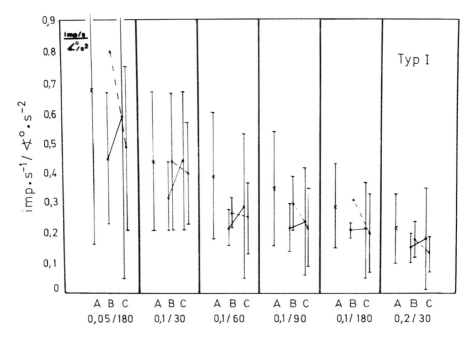

**Abb. 3.5.** Vergleich des Verstärkungsfaktors mit Standortabweichung von Typ-I-Neuronen *(Ordinate)* im Verlauf der Kompensation *(Abszisse)*. *A* Kontrollwerte labyrinthintakter Tiere, *B* gleiche Werte bis zum 2. Tag nach Labyrinthektomie, *C* Werte zwischen 3. und 14. Tag nach Labyrinthektomie; ------ Neurone der labyrinthzerstörten Seite, ---- Neurone der labyrinthintakten Seite (Albinoratten)

*Phasenverschiebung.* Alle Typ-I-Neurone zeigten eine Phasenverzögerung. Auf der deafferentierten Seite war die Phasenverzögerung bis auf eine Ausnahme (0,1/30) für alle Reizstufen in der 1. postoperativen Phase gegenüber der in den Kontrollen verkürzt. Auf der intakten Seite war kein einheitliches Muster sichtbar, die Phase lag teilweise nahe den Kontrollen, einmal darüber, meist jedoch darunter (Abb. 3.7). Übereinstimmend war für beide Seiten die Annäherung der Phasenverzögerung im 2. Beobachtungsabschnitt (3. bis 14. Tag). Die kurz nach der Labyrinthzerstörung vorhandenen, statistisch signifikanten Unterschiede zwischen beiden Seiten waren später nicht mehr nachzuweisen. Die schließlich erreichten Werte der Phasenverzögerung lagen nahe denen der Kontrollgruppe.

Das Phasenverhalten der Typ-II-Neurone war nicht so einheitlich wie das der Typ-I-Neurone. Kurz nach der Labyrinthektomie

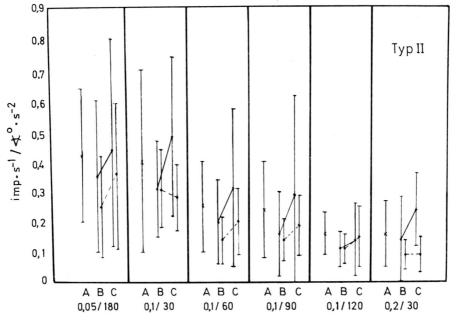

**Abb. 3.6.** Vergleich des Verstärkungsfaktors mit Standardabweichung *(Ordinate)* von Typ-II-Neuronen im Verlauf der Kompensation *(Abszisse)* (Erläuterungen wie Abb. 3.5), Albinoratten

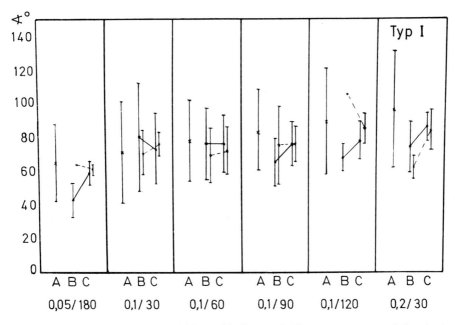

**Abb. 3.7.** Vergleich der Phasenverschiebung, hier immer als Phasenverzögerung, mit Standardabweichung *(Ordinate)* von Typ-I-Neuronen im Verlauf der Kompensation *(Abzisse)* (Erläuterungen wie Abb. 3.5), Albinoratten

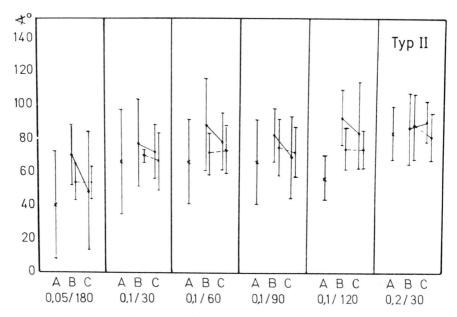

**Abb. 3.8.** Vergleich der Phasenverschiebung, hier immer als Phasenverzögerung, mit Standardabweichung *(Ordinate)* von Typ-II-Neuronen im Verlauf der Kompensation *(Abszisse)* (Erläuterungen wie Abb. 3.5), Albinoratten

(1. und 2. Tag) war die Phase auf beiden Seiten gegenüber den Kontrollen verlängert (Abb. 3.8). In einer späteren Periode stieg oder fiel die Phase, zeigte i. allg. aber eine leichte Tendenz zur Annäherung beider Seiten (Abb. 3.8). Die zwischen dem 1. und 2. Beobachtungsabschnitt festgestellten Unterschiede zwischen beiden Seiten blieben statistisch signifikant.

Pigmentierte Ratten

*Verstärkungsfaktor (Gain).* Die Durchführung der rotatorischen Reizexperimente an den pigmentierten Ratten geschah innerhalb der ersten 4 postoperativen Tage, zu einem Zeitpunkt, wo eine verhaltensmäßige Kompensation bereits erfolgt war. Dies spiegelt sich auch am Verstärkungsfaktor wider, der für die Typ-I-Neurone auf keiner Reizstufe mehr signifikante Unterschiede zwischen beiden Seiten der Vestibulariskerne aufwies (Abb. 3.9). Dagegen bestanden für einige Reizstufen noch signifikante Unterschiede des Gains der Typ-I-Neurone auf der labyrinthektomierten Seite im Vergleich zu Kontrolltieren (Lannou et al. 1980). Regelmäßig ließ

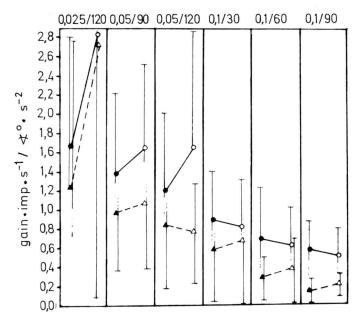

**Abb. 3.9.** Vergleich des Verstärkungsfaktors von Typ-I-Neuronen von labyrinthintakten und einseitig labyrinthektomierten Tieren bei rein vestibulärer Reizung und kombinierter visuovestibulärer Reizung. - - - - - Neurone der labyrinthintakten Tiere, - - - - Neurone der labyrinthektomierten Seite; ●▲ vestibuläre Reizung allein, ○△ kombinierte visuovestibuläre Reizung, pigmentierte Ratten

sich an den Typ-I-Neuronen der labyrinthektomierten Seite ein anderes Phänomen ablesen. Mit einer Ausnahme wurde der Verstärkungsfaktor bei verschiedenen Reizstufen gegenüber der rein vestibulären Reizung durch zusätzliche optokinetische Reizung erhöht. Dieses schon von labyrinthintakten Tieren für langsame Frequenzen bekannte Phänomen tritt an labyrinthektomierten Tieren bereits für schnelle Reizfrequenzen auf.

Für die Typ-II-Neurone der labyrinthektomierten Seite konnten keine Unterschiede im Vergleich zu labyrinthintakten Tieren gefunden werden. Das geringe Vorkommen von Typ-II-Neuronen auf der intakten Seite läßt keine weiteren Analysen zu.

*Phasenverschiebung.* Auch bei der pigmentierten Ratte zeigten alle Typ-I-Neurone Phasenverzögerung.

Ähnlich wie für den Verstärkungsfaktor war für das Phasenverhalten schon bis zum 4. postoperativen Tag keine signifikante Differenz mehr zwischen der labyrinthintakten und labyrinthektomierten Seite nachzuweisen. Unterschiede in den Phasenverschiebungen zu den Werten der Kontrolltiere (Lannou et al. 1980) traten nicht auf.

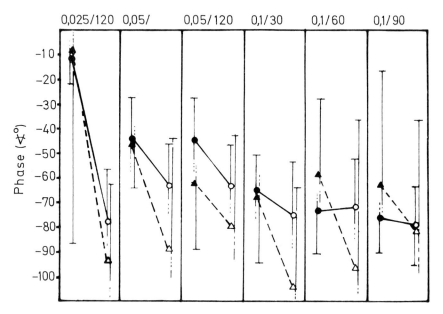

**Abb. 3.10.** Vergleich der Phasenverschiebung, hier immer als Phasenverzögerung, in Standardabweichung *(Ordinate)* von Typ-I-Neuronen im Vergleich von labyrinthintakten Tieren und einseitig labyrinthektomierten Tieren (Erläuterungen wie Abb. 3.9), pigmentierte Ratten

Ausgeprägt war dagegen der Effekt der Verbesserung des Phasenverhaltens unter zusätzlichen Einwirkens optokinetischer Stimuli bei rotatorischer Reizung (Abb. 3.10). Bei Reizungen, die bei labyrinthintakten Tieren keinen meßbaren Wirkungen hervorriefen, wiesen labyrinthektomierte, pigmentierte Ratten immer noch Verbesserungen des Phasenverhaltens auf.

*Optokinetische Reizung.* Bei einseitig labyrinthektomierten pigmentierten Ratten ist auffällig, daß bei weitem nicht so viele Vestibulariskernneurone wie bei intakten Tieren (Lannou et al. 1982) auf optokinetische Reizung allein reagieren. Dies gilt sowohl für die Typ-I-Neurone wie für die Typ-II-Neurone auf beiden Seiten (Tabelle 2). Aus den Tuningkurven (Abb. 3.11, 3.12) ist ersichtlich, daß die dynamischen Antworten der labyrinthektomierten Tieren deutlich schwächer ausfallen als von labyrinthintakten Tieren. Auch dieser Befund trifft für die Typ-I- wie Typ-II-Neurone beider Seiten zu.

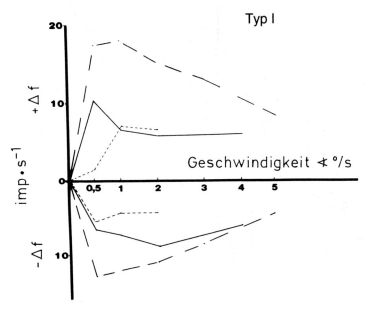

**Abb. 3.11.** Frequenzanstieg/-abnahme der Typ-I-Aktivität bei unterschiedlich starker optokinetischer Reizung bei labyrinthintakten Tieren (nach Lannou et al. 1982) und einseitig labyrinthektomierten Tieren. – – – – Kontrolltiere, ——— labyrinthzerstörte Seite, - - - - - - - labyrinthintakte Seite, pigmentierte Ratten

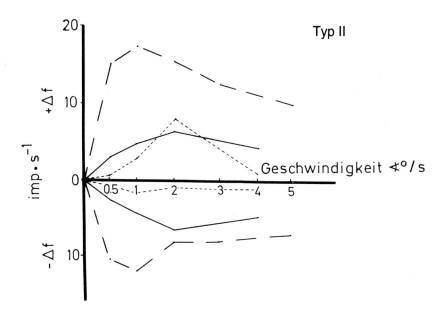

**Abb. 3.12.** Frequenzanstieg/-abnahme der Typ-II-Aktivität bei unterschiedlich starker optokinetischer Reizung bei labyrinthintakten Tieren (nach Lannou et al. 1982) und einseitig labyrinthektomierten Tieren (Erläuterungen wie Abb. 3.11), pigmentierte Ratten

## 3.4 Eigene Untersuchungen zur frühen vestibulären Kompensation des Menschen

Resümierend soll über Befunde zur frühen vestibulären Kompensation beim Menschen berichtet werden, die zusammen mit Sterkers erhoben worden sind und vor der Pariser Otorhinolaryngologischen Gesellschaft vorgetragen wurden (Hamann u. Sterkers 1979).

Das Untersuchungsgut bestand aus 10 Patienten, bei denen wegen eines Acusticus-Neurinoms oder eines therapieresistenten M. Menière eine Neurektomie des N. vestibularis notwendig geworden war. In der frühen postoperativen Phase erfolgten vom 1. bis zum 14. Tag in 2- bis 3tägigen Abständen mehrere elektronystagmographische Ableitungen des Spontannystagmus.

Bei der Analyse der Geschwindigkeit der langsamen Phase des Nystagmus, aber auch für andere Nystagmusparameter zeigte sich, daß die Abnahme des Spontannystagmus für jeden einzelnen Patienten nicht kontinuierlich, sondern wellenförmig verlief (Abb. 3.13). So war die Intensität des Spontannystagmus am 2. postoperativen Tag i. allg. niedriger als um den 8. Tag herum. Erst zum Ende der 2. postoperativen Woche kam es zu einem deutlichen Rückgang des Nystagmus.

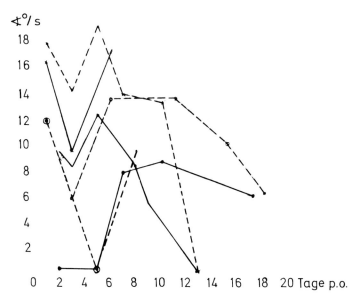

**Abb. 3.13.** Verlauf der Geschwindigkeit der langsamen Phase des pathologischen Spontannystagmus nach einseitiger Neurektomie verschiedeneer Patienten (*Ordinate:* Geschwindigkeit der langsamen Nystagmusphase, *Abszisse:* Zeitverlauf nach Neurektomie)

Bemerkenswert ist, daß der Spontanystagmus seine Richtung innerhalb der ersten 2 Wochen nicht änderte, also immer zur nichtoperierten Seite schlug.

## 3.5 Ein aktuelles Konzept der vestibulären Kompensation

Das bilateral angelegte, bipolar arbeitende Vestibularsystem ist so ausgerichtet, daß es versucht, durch äußere Reize auftretende Seitenunterschiede wieder auszugleichen. Damit dieser Mechanismus störungsfrei ablaufen kann, ist ein Tonusgleichgewicht in den Vestibulariskernen die Voraussetzung (Ewald 1892; Mittermeier 1950). Durch das teilweise oder vollständige Fehlen peripherer Afferenzen kann das Tonusgleichgewicht empfindlich gestört werden. Klinisch zeigen sich als Folgen eines Ungleichgewichts: Schwindel, Spontannystagmus sowie Haltungs- und Bewegungsanomalien.

Auf neuronaler Ebene läßt sich das ursprünglich unscharf definierte Tonusgleichgewicht inzwischen klar fassen. In der 1. Phase nach einer einseitigen Labyrinthausschaltung kommt es auf der labyrinthektomierten Seite zu einem weitgehenden Fehlen der Aktivität der Typ-I-Neurone, die den funktionellen Ausgang der Vestibulariskerne darstellt. Die Aktivität der wenigen vorhandenen Neurone liegt deutlich unter der Aktivität der Typ-I-Neurone auf der intakten Seite, die sogar über die Ruhewerte bei gesunden Tieren hinausgeht (Precht et al. 1966). Im Verlauf der Kompensation konnten Precht et al. (1966) an Katzen eine Wiederangleichung der Spontanaktivität der Typ-I-Neurone beider Seiten im Verlauf der Kompensation feststellen.

In eigenen Versuchen an Albinoratten trat dies nicht auf, wobei das Ausbleiben der Rebalancierung der Typ-I-Neuronen-Spontanaktivität höchstwahrscheinlich auf die leichte Barbituratnarkose zurückzuführen ist. Bei den Versuchen mit pigmentierten Ratten, die nur eine leichte Äthernarkose und Lokalanästhesie erhalten hatten, kam es wie bei den Katzen zu einem neuen Gleichgewicht der Spontanaktivität der Typ-I-Neurone.

Sowohl für die Albinoratten als auch für die pigmentierten Ratten konnten durch die eigenen Versuche nachgewiesen werden, daß sich auch dynamische Parameter wie der Verstärkungsfaktor und die Phasenverschiebung im Verlauf der Kompensation nach anfänglich erheblicher Seitendifferenz wieder angleichen. Somit kann das

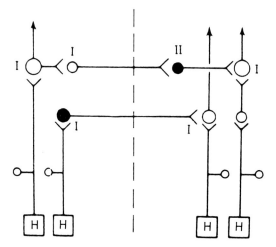

**Abb. 3.14.** Schematische Darstellung der kommissuralen Verbindungen zwischen beiden Vestibulariskerngebieten.
*H* horizontaler Bogengang
*I* Typ-I-Neuron
*II* Typ-II-Neuron
○ bahnende Synapsen
● hemmende Synapsen
(Nach Precht et al. 1966)

Wesen der vestibulären Kompensation in der Wiederherstellung des Tonusgleichgewichts gesehen werden, das sich auf neuronaler Ebene in einem Angleichen der Spontanaktivität der Typ-I-Neurone sowie ihres Verstärkungsfaktors und ihres Phasenverhaltens ausdrückt. Dafür liefert der Bauplan des vestibulären Systems mit seinen kommissuralen Faserverbindungen zwischen beiden Vestibulariskerngebieten die Voraussetzung (Abb. 3.14; Precht et al. 1966). Hinzu kommt ein multisensorischer Substitutionsprozeß, der sich in eigenen Versuchen durch gesteigerte vestibuläre Reizantworten bei gleichzeitiger optokinetischer Aktivierung nachweisen ließ.

Allerdings stehen auch im späteren Verlauf der Kompensation auf der Seite der Läsion weniger funktionsfähige Typ-I-Neurone zur Verfügung als auf der labyrinthintakten Seite. Diese Tatsache mag erklären, daß zwar zahlreiche statische Reaktionen wie auch manche dynamische Reflexe weitgehend und meist ausreichend kompensiert werden, jedoch unter besonderen Belastungen Asymmetrien bei vestibulären Reaktionen weiterhin auftreten (Black et al. 1978; Istl et al. 1983).

Der Zeitverlauf der vestibulären Kompensation schwankt von Spezies zu Spezies sehr stark. Neuere Befunde sprechen dafür, daß dieser Vorgang nicht kontinuierlich abläuft, sondern ein oszillierender Einschwingvorgang ist (Sirkin et al. 1984). Darauf wiesen bereits Untersuchungen von Igarashi et al. (1981) am Affen hin, deren Fallneigungsrichtung nach einseitiger Labyrinthektomie täg-

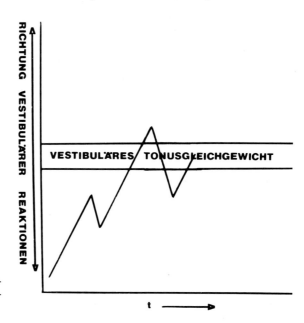

**Abb. 3.15.** Schematische Darstellung des Zeitverlaufs der vestibulären Kompensation

lich wechselte. Die eigenen Untersuchungen an einseitig neurektomierten Patienten machen deutlich, daß es auch beim Abklingen des Spontannystagmus zu einem Wechsel der Intensität in der frühen Kompensationsphase kommt (Abb. 3.15). Bis jetzt liegen keine vergleichbaren Beobachtungen anderer Autoren für die frühe vestibuläre Kompensation beim Menschen vor. Daß es auch noch im späteren Verlauf der vestibulären Kompensation sogar zu einer Richtungsumkehr des Nystagmus kommen kann, ist seit Stenger (1959) bekannt. Er hat ihn als Erholungsnystagmus interpretiert.

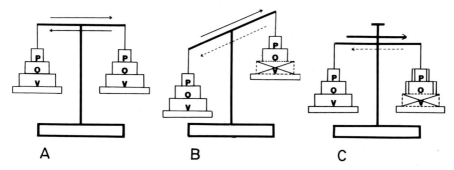

**Abb. 3.16.** Schematische Darstellung der vestibulären Kompensation mit Unterstützung der kooperierenden Systeme P = Propriozeption; O = optisches System; V = vestibuläres System; A = Normalzustand; B = Frühphase nach Labyrinthektomie; C = kompensierter Zustand

Tierexperimentelle und klinische Untersuchungen zeigen deutlich, daß es aufgrund des Bauplans des vestibulären Systems zu einer Erholung nach einseitigen partiellen oder totalen Schädigungen im peripheren Anteil kommen kann (Abb. 3.16). Auf neuronaler Ebene lassen sich die Kompensationsvorgänge anhand statischer und dynamischer Parameter verfolgen. Aufgabe der klinischen Medizin muß es sein, die vorgezeichneten Wege der vestibulären Kompensation zu fördern und therapeutisch zu verwerten.

# 4 Vestibuläres Training

## 4.1 Grundlagen für ein vestibuläres Training

Wie bereits unter 3.1.2 ausgeführt, verfügt das Nervensystem über Mechanismen, die Reizaufnahme und Reizweiterleitung so zu verändern, daß eine „gezielte", zumindest aber biologisch sinnvolle Verarbeitung erfolgen kann.

Allein der Bauplan einer Synapse bedingt es, daß Erregungsübertragung gerichtet, also nicht zufällig, erfolgt. Durch wiederholte Benutzung einer Synapse verbessert sich die Erregungsübertragung, womit sich Bahnungsphänomene bestimmter Informationen erklären lassen (R. F. Schmidt 1977b).

Ein weiterer Mechanismus, der primitiven Lernvorgängen entspricht, ist die bereits am Sinnesrezeptor stattfindende Adaptation, die durch ein Nachlassen der neuronalen Entladungsrate bei *anhaltendem*, quantitativ gleichem Reiz gekennzeichnet ist.

Die verminderte Reaktion auf *wiederholte* Reize, wiederum charakterisiert durch eine verminderte Antwort, heißt Habituation und ist als zentralnervöser Verarbeitungsprozeß aufzufassen (Glaser 1968).

Diese Phänomene, Ausdruck der Plastizität im Nervensystem, bieten die Voraussetzung, auch therapeutisch durch eine Übungsbehandlung auf Vorgänge im zentralen Nervensystem Einfluß zu nehmen. Zweck einer solchen Behandlung ist es, Leistungssteigerungen bei Läsionen oder bei natürlichen Abbauvorgängen zu erreichen. Die im folgenden dargestellten Methoden sowie das eigene Trainingsprogramm haben zum Ziel, Funktionseinschränkungen im vestibulären System und in seinen kooperierenden Systemen durch Ausnutzen bekannter Kompensationsmechanismen (vgl. 3.2) zu therapieren.

## 4.2 Vestibuläre Habituation

*Vestibuläre Habituation beim Tier*

Eine grundsätzliche Frage, die sich im Tierexperiment gut abklären ließ, war, ob es durch wiederholte vestibuläre Reizungen zu Veränderungen ihrer reflektorischen Antworten kommt.

Die meisten Habituationsstudien benutzen den vestibulookulären Reflexbogen als Meßparameter. Schon die Arbeiten von Hood u. Pfaltz (1954) haben gezeigt, daß bei wiederholten rotatorischen Reizen beim Kaninchen die Reflexantworten schwächer wurden. Am Verstärkungsfaktor des vestibulo-okulären Reflexbogens drückt sich der Habituationseffekt sowohl beim Kaninchen (Honrubia et al. 1982) als auch bei der Katze (Schmid u. Jeannerod 1985) in einem Anstieg aus. Gleichfalls an Katzen fanden Henriksson et al. (1961) einen Abfall der Nystagmusgeschwindigkeit und der Nystagmusdauer bei wiederholten thermischen Reizungen.

Besonderes Interesse verdienen die Arbeiten, die Habituationseffekte nach unidirektionaler Reizung demonstriert haben (Clément et al. 1981). Bei gesunden Katzen wandelte sich der anfänglich symmetrische Reflex durch die wiederholte unidirektionale Drehreizung in einen asymmetrischen Reflex um. Allerdings gelang es nie, die Asymmetrie im vestibulookulären Reflexbogen so weit zu bringen, daß ein Spontannystagmus auftrat.

Auch auf den optokinetisch ausgelösten Nachnystagmus werden Habituationseffekte wirksam. Dabei verkürzte sich in den Experimenten von Waespe u. Henn (1977) am Affen die Dauer des primären Nachnystagmus, während sich der sekundäre verlängerte.

Allgemein wird heute die alte, von Dodge (1923) stammende Einteilung der Habituation in 3 Phasen anerkannt (Schmid u. Jeannerod 1985): nach der Phase des *Erwerbs* der Habituation folgt die *Erhaltung,* die zu einem *Transfer* des Habituationseffektes auf benachbarte Reaktionen desselben Systems führen kann, selbst wenn die eigentliche Reaktion bereits habituiert worden ist. In der Studie von Clément et al. (1981) hielt der Habituationseffekt für vestibuläre Reizung über 10 Tage nach Beendigung der Habituation noch an und war damit einer optokinetischen überlegen.

Aus diesen Habituationsexperimenten an gesunden Tieren ergibt sich als weitere Fragestellung, ob sich durch gezieltes Training bei Tieren mit Labyrinthläsionen gleichfalls vestibuläre Reaktionen positiv habituieren lassen (vgl. 4.3).

## Vestibuläre Habituation beim Menschen

Daß auch beim Menschen bestimmte vestibuläre Reaktionen habituierbar sind, weiß man aus der Erfahrung mit Seeleuten, die nach einer genügend langen Expositionszeit gegenüber den auf See vorkommenden Bewegungsphänomenen keine Zeichen einer Seekrankheit mehr aufweisen. Sinngemäß gilt das Gleiche auch für Balletttänzer. Osterhammel et al. (1968) konnten dies mit einer Studie belegen, in der die Geschwindigkeit der langsamen Phase des perrotatorischen Nystagmus bei Tänzern signifikant unter der von normalen Versuchspersonen lag.

Bereits Dodge (1923) fand in seinen Drehversuchen einen Abfall der Amplitude des postrotatorischen Nystagmus nach mehreren Drehungen. Dagegen läßt sich der optokinetisch ausgelöste Nystagmus durch wiederholte optokinetische Reize nicht habituieren (Miyoshi et al. 1973). Erst die Kombination von optokinetischen und vestibulärem Training führt zu einem Abfall der vestibulären Reizantwort (Mizukoshi u. Pfaltz 1977). Auch die von Tierversuchen her bekannte einseitige Habituation eines vestibulären Nystagmus durch visuelle Reizung ist beim Menschen möglich (Young u. Henn 1974).

Kontrollierte Studien zur vestibulären Habituation an spinalen Reflexen liegen nicht vor.

## 4.3 Vestibuläre Trainingseffekte beim Tier

Über die Beeinflußbarkeit des vestibulookulären Reflexbogens (VOR) nach einseitiger Labyrinthektomie durch ein Training liegen am Tier nur wenige Daten vor. Maioli u. Precht (1985) fanden zwar an Katzen eine Steigerung des Verstärkungsfaktors durch wiederholte, kombinierte visuovestibuläre Stimulation, die Asymmetrien im Reflexbogen besserten sich jedoch nicht. Auch war der positive Effekt auf den Verstärkungsfaktor des VOR nach Absetzen des Trainings nicht von langer Dauer. Die Autoren äußern sich daher sehr pessimistisch über die Möglichkeiten, Leistungen des VOR durch Training zu verbessern. Da vergleichbare Befunde aus der Literatur bis jetzt nicht vorhanden sind, bleibt die Frage offen, ob die oben zitierten Autoren die geeigneten Trainingsparameter gewählt hatten, um die gewünschten Effekte zu erzielen.

Mit dem Problem, wie man asymmetrische vestibulospinale Reaktionen als Folge einer Labyrinthausschaltung durch ein motorisches Training wieder ausgleichen kann, hat sich ausführlich die Arbeitsgruppe um Igarashi (1970a, b, 1978, 1981) beschäftigt. In einer Studie von 1975, bei der einseitig labyrinthektomierte Affen Laufübungen in einer Drehtrommel als Training durchführten, ließen sich gegenüber einer Kontrollgruppe ohne Training keine Unterschiede in lokomotorischen Funktionen feststellen, jedoch verschwand der Spontannystagmus früher. Damals räumten die Autoren selbst ein, daß vielleicht bereits vorher durchgeführte Tests sich nicht mehr vom Training selbst trennen ließen. Eine spätere Arbeit (1981) derselben Arbeitsgruppe kam mit einem intensivierten motorischen Trainingsprogramm zu anderen Ergebnissen. Die trainierten Affen erreichten hier ihr lokomotorisches Gleichgewicht innerhalb von 20 Tagen gegenüber 35 Tagen der nichttrainierten Kontrollgruppe. Das Verhalten des Spontannystagmus entwickelte sich in beiden Gruppen ohne erkennbaren Unterschied.

Bei einer Studie an Meerschweinchen, die bekanntlich eine schnelle vestibuläre Kompensation aufweisen (Azzena et al. 1976; Petrosini 1983), wurde nach einseitiger Labyrinthausschaltung eine sensori-motorische Aktivierung durchgeführt. Man zwang die Tiere zu schwimmen (Petrosini 1983). Gegenüber einer Kontrollgruppe zeigten diese Tiere eine schnellere Rückbildung vestibulärer Ausfallsymptome.

Auch aus den Untersuchungen von Xerri u. Lacour (1980) sowie von Lacour et al. (1976) lassen sich Argumente für eine Trainingsbehandlung herauslesen. Die Kompensation posturaler Reflexe war sowohl bei Katzen als auch bei Affen nach einseitiger Labyrinthausschaltung verzögert, wenn eine sensori-motorische Restriktion durch Eingipsen von Extremitäten angewandt worden war.

Die hier gegebene Übersicht über die Tierversuche mit „vestibulärem Training" macht deutlich, daß zu dieser Methode erst wenige Befunde vorliegen, andererseits die gewählten Trainingsparameter noch zu unsicher sind, als daß sich daraus direkt detaillierte Methoden für den Menschen ableiten lassen. Es ist wohl sehr von den Trainingsreizen abhängig, welche Effekte erreicht werden können.

## 4.4 Methoden des vestibulären Trainings beim Menschen

Bereits bei Gesunden werden für bestimmte Ziele vestibuläre Trainingsmethoden eingesetzt. In Untersuchungen von Rossberg u. Talski (1970) führten bestimmte wiederholte Bewegungen auf einer Drehscheibe sowie auch auf einer Parallelschaukel bei geübten Turnerinnen zu neurootologisch meßbaren Verbesserungen in rotatorischen Prüfungen, sogar zu Steigerungen der turnerischen Leistungen. Dieser Effekt hielt allerdings nicht lange an, 3 Wochen nach Beendigung des Trainings war er wieder verschwunden (Rossberg u. Talski, 1970, Rossberg 1971).

Ein aktuelles Problem stellt die Prophylaxe der Raumkrankheit, eines Sonderfalles der Bewegungskrankheiten, dar. Auch hier besteht das Grundprinzip darin, durch Habituation die Raumpiloten auf die vor ihnen liegenden Belastungen vorzubereiten. Dies geschieht durch Simulationen bestimmter Bewegungsphänomene in einem "slow rotating room", teilweise kombiniert mit Kopflageänderungen (Graybiel u. Wood 1969).

Für luftkranke Piloten hat Kemmler (1983) ein Trainingsprogramm vorgeschlagen, das neben vestibulären und visuovestibulären Reizmethoden zusätzlich psychologische Verfahren zur Verbesserung kognitiver Vorgänge eingesetzt. Seine ersten Ergebnisse an 11 Piloten zeigten mit diesem neurophysiologischen-psychologischen Kombinationstraining in allen Fällen eine vollständige Rehabilitation.

Das erste systematische Trainingsprogramm zur Behandlung von vestibulär erkrankten Patienten stammt von Cawthorne und Cooksey, das 1946 vorgestellt wurde. In abgestuften Schritten sollten die Patienten zunächst im Bett Augenbewegungen (Blickbewegungen) und bestimmte Kopfbewegungen als Drehungen und Neigungen durchführen, die gleichen Übungen als nächsten Schritt im Sitzen und schließlich – zur stärkeren Reizung – in Verbindung mit Körperbeugebewegungen. Weitere Übungen erfolgten dann mit einem Ball beim Stehen, wobei der Ball von einer Hand in die andere gegeben werden sollte. Alle Übungen waren darauf ausgerichtet, starke vestibuläre Reize auf den Patienten einwirken zu lassen. Mit diesem Trainingsprogramm kam es zu guten Erfolgen. Trotz der positiven Ergebnisse haben sich die Überlegungen von Cawthorne (1946) und Cooksey (1946) bis jetzt nicht breit durchsetzen können. Es war nur einzelnen Autoren vorbehalten, solche Trainingsmethoden weiterzuführen. In Großbritannien war es vor allem Dix (1976, 1979), die dieses Behandlungsschema fortsetzte.

Aufgrund elektrophysiologischer Untersuchungen zur vestibulären Kompensation propagierten McCabe et al. (1972) ein vestibuläres Training, allerdings in einer recht unspezifischen Form. In Belgien benutzten Norré u. de Weerdt (1979) gleichfalls ein Trainingsprogramm mit Bewegungsübungen zur Behandlung des vestibulären Schwindels. In Anlehnung an Cawthorne und Cooksey empfehlen alle Autoren, daß über Kopf- und Augenbewegungen, aber auch über Bewegungen der Extremitäten möglichst starke Reize auf das vestibuläre System ausgeübt werden. Vielfach wird darauf verwiesen, daß die Übungen bis an die Grenze zum Auftreten von Schwindel durchzuführen sind (Brandt et al. 1983).

Ein rein vestibulospinales Trainingsprogramm, das sich aus dem Romberg-Stehversuch, dem Unterberger-Tretversuch sowie dem Ein-Bein-Stand zusammensetzt, stammt von Takemori et al. (1985). Sie berichten über sehr gute Erfolge bei Patienten mit akut aufgetretenem einseitigem Vestibularisausfall.

Ein Ansatz zur Therapie des vestibulären Schwindels mit gezielter Stimulierung vestibulärer Reflexe stammt aus der Klinik von Pfaltz. Die dort angewandte Methode benutzt eine Kombination optokinetischer und vestibulärer Drehreize (Pfaltz u. Allum 1985). Ein konzentriertes vestibuläres Trainingsprogramm ist in Paris von Semont u. Sterkers (1976) entwickelt worden. Neben Übungen, die sich an das alte Schema von Cawthorne und Cooksey anlehnen, benutzen sie Fixationsübungen ("point de mire"), deren Prinzip darin besteht, einen visuellen Fixationspunkt auch bei Körperdrehung beizubehalten.

Im deutschen Sprachbereich beschäftigen sich v. a. Brandt et al. (1983) ausführlich mit der physikalischen Therapie des Schwindels. Bei isolierten einseitigen Vestibularisläsionen empfehlen auch sie ein Übungsprogramm, das sich auf die Überlegungen von Cawthorne und Cooksey stützt.

Erwähnt werden soll das von Brandt u. Daroff (1980a) entworfene Lagerungstraining für den benignen paroxysmalen Lagerungsschwindel. Bei diesem Krankheitsbild, bei dem als Pathomechanismus eine Absprengung von Otolithenteilchen und anschließende Verschleppung in das Bogengangsystem angesehen wird, erwarten sie, daß diese Teilchen durch heftige Lagerungsübungen wieder aus dem Bogengangsystem herausgeschleudert werden. Es handelt sich also in diesem Fall um ein mechanisches Prinzip zur Beseitigung der versprengten Otolithenteilchen, nicht um ein Kompensationstraining.

In jüngerer Zeit finden sich verstreut in der Literatur Hinweise, bei vestibulären Störungen durch aktive Übungen eine Kompensation einzuleiten und zu beschleunigen (Boenninghaus 1980; Scherer 1984; Stoll et al. 1986). Die Autoren beschränken sich jedoch darauf, den Patienten nur allgemeine Empfehlungen für aktive Bewegungen zu geben (z. B. Tischtennisspielen, Waldlauf), ohne jedoch ein differenziertes Programm vorzulegen.

Bei kritischer Würdigung der vorliegenden Behandlungsschemata einer Physiotherapie des Schwindels bleibt festzustellen, daß alle im wesentlichen immer noch auf den von Cawthorne und Cooksey gemachten Vorschlägen aufbauen. Die ersten Ansätze, durch gezieltes Trainieren bestimmter Reflexe das Ziel der vestibulären Kompensation zu erreichen, stammen von Pfaltz u. Novak (1977), aber auch von Semont u. Sterkers (1976) sowie von Hamann u. Bockmeyer (1983). Eine Neuerung stellt das Lagerungstraining beim benignen parosysmalen Lagerungsschwindel (Brandt u. Daroff 1980a) dar, wobei hier nicht die vestibuläre Kompensation das Behandlungsziel darstellt, sondern das mechanische Herausbefördern versprengter Otolithenteilchen aus dem Bogengangsystem.

## 4.5 Eigene Erfahrungen mit vestibulärem Training

### 4.5.1 Methodik

Trainingsmethoden

Das hier vorgelegte Trainingsprogramm geht hauptsächlich auf Anregungen von Semont u. Sterkers (1976) zurück. Die von ihnen angegebenen Methoden sind teilweise modifiziert, v. a. aber in quantifizierter Form verwendet worden. Es war die Absicht, nicht globale, unspezifische Übungen zu benutzen, sondern bekannte neurophysiologische Mechanismen einzusetzen, um bestimmte vestibuläre Reflexe gezielt zu fördern (Hamann u. Bockmeyer 1983).

Fixationstraining ("point de mire")

Der Patient wird auf einem Drehstuhl in normaler Sitzposition angedreht bis zu einer Geschwindigkeit von 90 °/s. Dabei erhält er

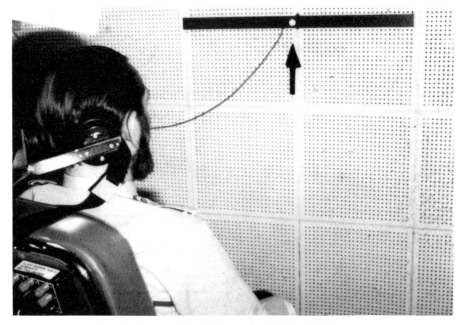

**Abb. 4.1.** Apparativer Aufbau zur Durchführung des Fixationstrainings

die Instruktion, während der Drehungen einen Blickpunkt in 1,20 m Entfernung möglichst lange mit den Augen zu fixieren, wobei er den Kopf wenden darf, während sich der Körper konstant weiter dreht. Verschwindet der Blickpunkt aus seinem Gesichtsfeld, so soll der Patient ihn mit einer Kopfbewegung möglichst schnell wieder einfangen, um ihn erneut zu fixieren (Abb. 4.1). Nach 10 Drehungen wird der Stuhl gestoppt und die Übung mit geänderter Drehrichtung, aber in sonst gleicher Weise, durchgeführt.

Bei dieser Übung erfolgt eine Reizung mehrerer Systeme. Zum einen kommt es durch die wechselnde Beschleunigung und Entschleunigung – der Kopf dreht sich ja nie mit konstanter Geschwindigkeit – zu einer vestibulären Stimulation. Zum anderen findet eine Förderung der visuellen Fixationssuppression statt, durch die bekanntlich geringe vestibuläre Asymmetrien unterdrückt werden (Ledoux u. Demanez 1967; Noda et al. 1977). Da laufend eine Verschiebung des Kopfes gegenüber dem Rumpf stattfindet, werden auch die Halswirbelsäulenrezeptoren gereizt, die teilweise an der Erfüllung vestibulärer Aufgaben teilnehmen (Gresty 1976; Hamann 1985b). Es handelt sich also bei dieser Übung um eine

Kombination von Reizen des vestibulären Systems mit Reizen zweier anderer Sinnessysteme, die bestimmte Funktionen gemeinsam erfüllen.

Langsame Augen- und Blickfolgebewegungen

Bei dieser Übung blickt der sitzende Patient auf einen sich pendelförmig bewegenden Lichtpunkt in 1,20 m Abstand. Die Amplitude der Lichtpunktbewegung beträgt +/− 20° (Abb. 4.2). Zunächst hat der Patient die Aufgabe, nur mit den Augen, also mit fixiertem Kopf, dem Lichtpunkt zu folgen. Nach 10 Oszillationen erfolgen Blickfolgebewegungen unter Zuhilfenahme des Kopfes. Auch dieser Trainingsteil umfaßt 10 Pendelphasen. Beide Folgebewegungen werden mit 10 °/s und 20 °/s durchgeführt.

Die blickmotorischen Übungen haben das Ziel, das System der langsamen Blickfolgebewegung (smooth pursuit) zu trainieren, insbesondere aber die echten Blickbewegungen, wenn Auge und Labyrinth während Kopfwendungen zusammenarbeiten müssen.

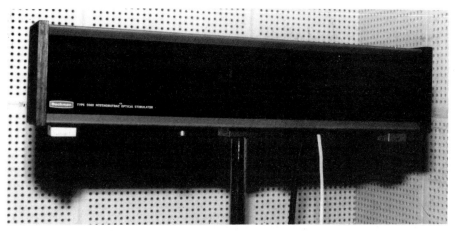

**Abb. 4.2.** Apparativer Aufbau zur Durchführung des Trainings der langsamen Augenfolgebewegung

Schnelle Augenfolgebewegungen

Zur Auslösung eines optokinetischen Nystagmus bekam der Patient die Instruktion, einem Schwarz-Weiß-Muster, das sich auf einem gewölbten Leinwandhorizont mit einer Geschwindigkeit von 90 °/s

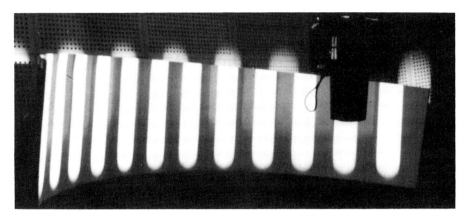

**Abb. 4.3.** Apparativer Aufbau zur Durchführung des Trainings der schnellen Augenfolgebewegung

bewegte, zu folgen (Abb. 4.3). Die Reizdauer betrug 15 s, dann erfolgte eine Änderung der Richtung wiederum für 15 s.

Mit diesen optokinetischen Übungen, deren Reizmuster bekanntlich Antworten in Vestibulariskernen auslöst (Cazin et al. 1980; Dichgans et al. 1973a; Precht et al. 1966), sollten verstärkt visuelle Bahnen zum vestibulären System gefördert werden.

Propriozeptives Training

Beim propriozeptiven Training bekommt der Patient die Aufgabe, auf einem Kippbrett (60 cm · 40 cm · 5 cm) in gekippter Stellung möglichst ruhig zu stehen. Durch Fragen und Hinweise kann der Patient die Muskelgruppen, Gelenke und Sehnen spüren lernen, die er bei diesen Übungen zur Aufrechterhaltung seines Gleichgewichts in Kippstellung benutzt. Kippstellungen in allen 4 Richtungen werden 10mal eingenommen. Die Kippstellung wird jeweils erst dann gewechselt, wenn der Patient angeben kann, welche Muskeln, Gelenke und Sehnen er deutlich spürt (Abb. 4.4).

Ziel dieser Übungen ist es, die propriozeptiven Anteile an der Gleichgewichtsregulation, die i. allg. unbewußt ablaufen, über das Stehen auf der Kippplatte ins Bewußtsein zu holen, um den Patienten das überwiegend bewußt ablaufende motorische Lernen (Jung 1984) einer neuen Haltungs- und Bewegungsregulation zu ermöglichen.

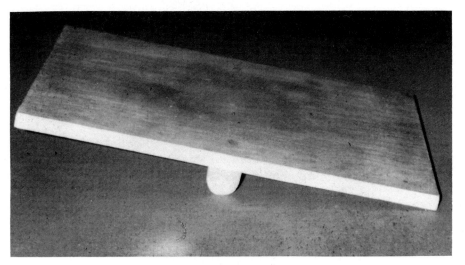

**Abb. 4.4.** Kipp-Platte zur Durchführung des propriozeptiven Trainings

## Zeitlicher Ablauf des Trainingsprogramms

Die vollständige Durchführung der genannten Übungen nimmt einen Zeitraum von 12–15 min in Anspruch, pro Trainingssitzung wurden 2 Durchgänge ausgeführt. Der Abstand zwischen den Trainingssitzungen betrug i. allg. 2 Tage, in Ausnahmefällen erfolgte das Trainieren täglich. Zu einem vollständigen Trainingsprogramm gehörten 10 Sitzungen.

## Auswertmethoden

### Erfassung der Schwindelbeschwerden

Das Symptom Schwindel, ein Zeichen der vestibulären Dekompensation, wurde zunächst durch eine ausführliche Anamnese klassifiziert. Dies geschah mit Hilfe eines Fragebogens (Abb. 1.3), der zur systematischen Feststellung der anamnestischen Daten durch den Arzt diente. Bei Kontrolluntersuchungen nach der Therapie wurde gefragt, ob der Schwindel

- sich verschlechtert hat,
- gleich geblieben ist,
- sich leicht gebessert hat,
- sich deutlich gebessert hat oder
- vollständig verschwunden ist.

In manchen Fällen gelang es, quantitative Daten über Dauer und Häufigkeit des Schwindels zu erhalten. Änderte sich durch die Behandlung die Art des Schwindels, ließ sich dies mit dem Fragebogen gleichfalls festhalten.

Elektronystagmographie

Zur Erfassung von Störungen der Blickmotorik als weiterem Ausdruck einer vestibulären Dekompensation, diente die elektronystagmographische Aufzeichnung von vestibulären Prüfungen (Abb. 4.5).

Mit Hilfe eines Nystagmographen der Firma Hortmann wurden zunächst für die Diagnosesicherung folgende Untersuchungen durchgeführt:
1. Fahnden nach einem Spontannystagmus,
2. Fahnden nach einem Blickrichtungsnystagmus,
3. Untersuchung des optokinetischen Nystagmus (30 °/s, 60 °/s, 90 °/s).
4. Untersuchung der Pendelblickfolge (10 °/s, 20 °/s),
5. rotatorische Prüfung perrotatorisch (3°/s$^2$ bis 90°/s, dann Stop) und postrotatorisch,
6. thermische Prüfung (30 °C, 44 °C).

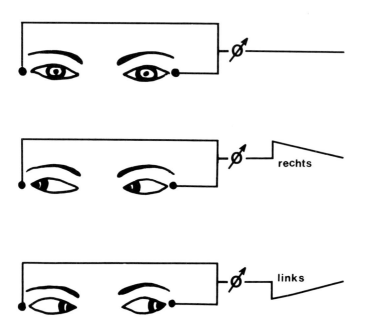

**Abb. 4.5.** Schematische Darstellung der Methode der Elektronystagmographie

Als Dekompensationszeichen galten hauptsächlich ein pathologischer Spontannystagmus sowie asymmetrische Reaktionen in der rotatorischen Prüfung. Die Kontrolluntersuchungen nach dem Training bezogen sich gezielt auf diese Parameter. Die Auswertung der Elektronystagmogramme erfolgte anhand der Kurven ohne automatische Nystagmusanalyse.

Als Parameter für die Intensität des pathologischen Spontannystagmus, gemessen mit geschlossenen Augen, benutzten wir die Geschwindigkeit der langsamen Phase (Abb. 4.6). Die Beurteilung der rotatorischen Prüfung geschah über die Messung der Dauer des perrotatorischen und postrotatorischen Nystagmus im Vergleich von Rechts- und Linksdrehung.

Posturographie

Zur Bewertung von Störungen vestibulospinaler Funktionen wählten wir als Parameter die Körperhaltung. Sie wurde posturographisch über den Körperkraftschwerpunkt gemessen (Abb. 1.4). Dazu standen die Patienten auf der 40 × 60 cm großen Meßplattform der Firma Kistler in Romberg-Grundstellung, d.h. mit geschlossenen Füßen und zur Horizontalen erhobenen Armen (Abb. 1.5). 60 s lang wurden die Veränderungen des Körperkraftschwerpunktes mit offenen und geschlossenen Augen registriert.

Die Auswertung erfolgte anhand der Posturogrammamplituden der Schwankungen in anterior-posteriorer und lateraler Richtung. In einigen Fällen war es möglich, eine weitere Auswertung mit Hilfe einer Frequenzanalyse ("fast Fourier transformation", FFT) und der RMS-Werte ("root mean square") durchzuführen. Die frequenzanalytische Bearbeitung geschah mit der Fragestellung, ob sich das Frequenzmuster der Körperschwankungen durch das Trai-

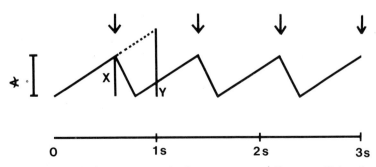

**Abb. 4.6.** Darstellung der Amplitudenauswertung der Posturogramme. ↓ Frequenz, X Amplitude, Y Geschwindigkeit langsame Phase

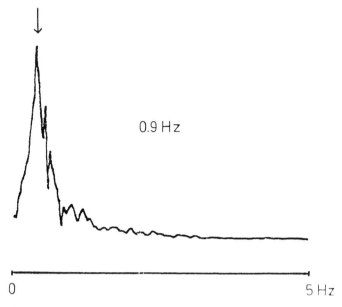

**Abb. 4.7.** Frequenzanalyse eines Posturogramms ("fast Fourier transformation")

ning änderte (Abb. 4.7). Die RMS-Werte stellen einen weiteren dynamischen Parameter der Körperhaltung dar, sie sind in Prozent der Ausgangswerte (= 100%) angegeben.

Patientengut

In die Studie wurden 50 Patienten beiderlei Geschlechts aufgenommen. Bei allen Patienten war eine einseitige periphervestibuläre Läsion ohne zentrale Kompensation mit den Methoden der klinischen Vestibularisdiagnostik nachgewiesen worden [Richtlinien der Arbeitsgemeinschaft Deutscher Audiologen und Neuro-Otologen (ADANO)]. Neben dem Symptom Schwindel mußte noch mindestens ein weiterer Parameter sicher dekompensiert sein. Als Dekompensationszeichen galten Schwindel mit Dislokationsgefühl, ein pathologischer Spontannystagmus, asymmetrische Reaktionen auf die rotatorische Prüfung und vestibuläre Ataxie. Akute vestibuläre Erkrankungen gelangten nicht in die Studie, die Schwindelbeschwerden bestanden mindestens 4 Wochen.

Wenn eine Behandlung mit sedierenden Substanzen bestand, mußten diese abgesetzt werden. Dagegen durften nichtsedierende

Pharmaka, die bereits länger als 3 Wochen eingenommen waren, weiter verwandt werden. Im allgemeinen erfolgte die Behandlung ambulant, nur in Ausnahmefällen stationär. Die im Abschn. „Auswertmethoden" unter 4.5.1 (S. 67) aufgeführten Untersuchungen wurden vor Trainingsbeginn und nach Trainingsende durchgeführt.

## 4.5.2 Ergebnisse

Symptom Schwindel

Bei allen trainierten Patienten bestand der Schwindel in einem Dislokationsgefühl, meist lag ein Drehschwindel vor. Die Analyse der Beschwerden nach Abschluß des Trainings ergab, daß bei fast 90% der 50 Patienten das Schwindelgefühl gebessert oder verschwunden war (Abb. 4.8). Nur in einem einzigen Fall kam es zu einer Verschlechterung. Selten kam es vor, daß sich die Qualität des Schwindels änderte, also von einem Drehschwindel in ein Schwankschwindel überging. Die beschriebenen Besserungen wurden weniger als Verkürzung oder als selteneres Auftreten der Schwindelanfälle beschrieben, sondern eher als Minderung der Schwindelstärke.

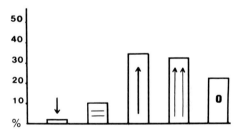

**Abb. 4.8.** Diagramm der Wirkungen des vestibulären Trainings auf die Schwindelbeschwerden (n = 50) ↓ Verschlechterung; = Gleichbleiben; ↑ leichte Besserung; ↑↑ deutliche Besserung; 0 kein Schwindel

Auffallend ist, daß ein völliges Verschwinden des Schwindels nur bei gut 20% der Patienten erreicht wurde. Dennoch zeigt sich das Gesamtergebnis einer Pharmakotherapie überlegen.

Blickmotorik

In der vorgelegten Studie fanden als Zeichen einer vestibulären Dekompensation in den blickmotorischen Funktionen der pathologische Spontannystagmus, der in 38 Fällen festgestellt wurde, und die 41mal vorhandene Asymmetrie bei den rotatorischen Prüfungen Berücksichtigung.

Bei 15 der 38 Patienten mit einem pathologischen Spontannystagmus war dieser nach der Übungsbehandlung nicht mehr nachweisbar. Die mittlere Geschwindigkeit der langsamen Phase lag vor dem Training bei 9,55 °/s nach dem Training bei 6,32 °/s (Abb. 4.9).

Bei der Analyse der einzelnen Patienten war bei 28 von 38 eine Abnahme der Geschwindigkeit bei der langsamen Phase (mehr als 2,5 °/s) als Trainingseffekt nachweisbar (Abb. 4.10).

Bei den rotatorischen Prüfungen machte sich der Trainingseffekt als Harmonisierung der vorher bestehenden Asymmetrie bemerkbar. So fiel die Seitendifferenz der perrotatorischen Antworten in ihrer Dauer auf fast die Hälfte ab, die postrotatorische Reaktion auf 60% der asymmetrischen Antworten vor der Trainingsbehandlung. Die Unterschiede vor und nach der Übungsbehandlung waren in allen Fällen statistisch signifikant (Abb. 4.11a–c).

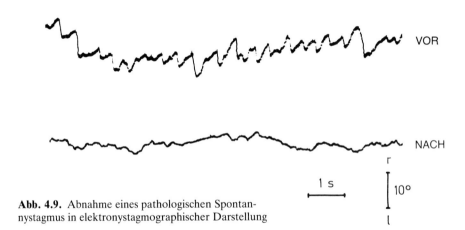

**Abb. 4.9.** Abnahme eines pathologischen Spontannystagmus in elektronystagmographischer Darstellung

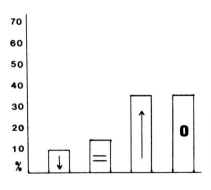

**Abb. 4.10.** Darstellung der Abnahme verschiedener Parameter des pathologischen Spontannystagmus nach Trainingsbehandlung (n = 38) ↓ Verschlechterung; = Gleichbleiben; ↑ Verbesserung; 0 kein path. Spontannystagmus

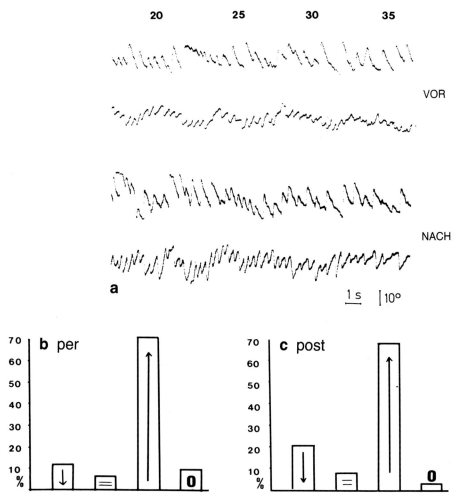

Abb. 4.11. a–c. Elektronystagmographische Darstellung (a) der Harmonisierung des per- und postrotatorischen Nystagmus unter dem Einfluß des vestibulären Trainings (b n = 41, c n = 38) ↓ Verschlechterung; = Gleichbleiben; ↑ Verbesserung; 0 keine Asymmetrie

## Körperhaltung

In die Auswertungen der Körperschwankungen wurden zunächst alle 50 Patienten aufgenommen, auch wenn keine vestibuläre Ataxie in jedem einzelnen Fall bestand. Es erwies sich, daß die Amplitude der Körperkraftschwerpunkte durch das Training bereits bei geöffneten Augen abnahm (Abb. 4.12). Das gleiche gilt für beide Schwankrichtungen, wenn die Augen geschlossen waren (Abb. 4.13).

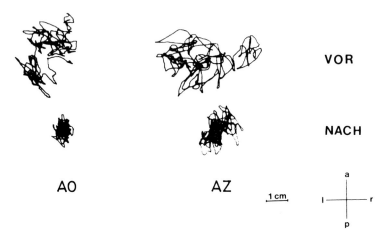

**Abb. 4.12.** Abnahme der Posturogrammamplituden unter Einfluß des vestibulären Trainings

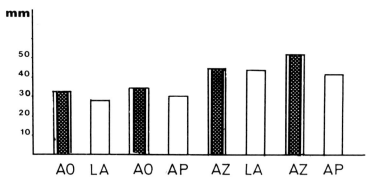

**Abb. 4.13.** Darstellung der durchschnittlichen Abnahme der Posturogrammaplituden unter vestibulärem Training (n = 50) AO = Augen offen; AZ = Augen geschlossen; LA = laterale Schwankamplitude; AP = antero-posteriore Schwankamplitude

Für 20 der 50 Trainingspatienten bestand die Möglichkeit der frequenzanalytischen Bearbeitung (FFT) der Posturogramme. Dabei zeigten die Frequenzspektren als Ausdruck der dynamischen Körperhaltungsregulation in beiden Körperschwankrichtungen weder mit geöffneten Augen noch mit geschlossenen Augen eine systematische Beeinflussung durch die Trainingsbehandlung (Abb. 4.14).

Leider stand die Methode der "root mean square" als ein weiterer dynamischer Parameter der Körperschwankungen erst für wenige Trainingspatienten zur Verfügung, so daß keine generalisierenden Aussagen getroffen werden können. Die Einzelresultate bestätigen im wesentlichen die mit der Amplitudenauswertung gewonnenen Ergebnisse.

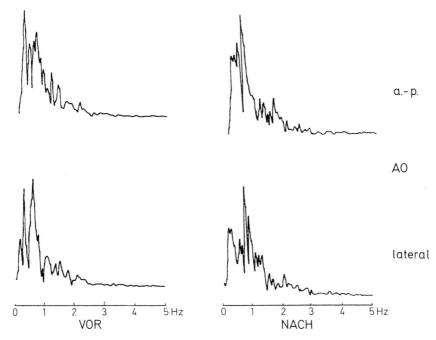

**Abb. 4.14.** Darstellung von Frequenzanalysen unter vestibulärem Training: kein systematischer Einfluß

## 4.6 Schlußbetrachtung zum vestibulären Training

### 4.6.1 Indikationen

Von grundsätzlicher Bedeutung ist die Frage nach den Indikationen für ein vestibuläres Trainingsprogramm. In erster Linie sind Patienten mit zentral nicht kompensierten, peripheren Läsionen wie in der hier vorgelegten Studie für eine Übungsbehandlung geeignet. Ob auch in den Indikationsbereich Patienten mit Menière-Erkrankung aufzunehmen sind, die ja durch einen wellenförmigen Verlauf mit anfallsweisem Auftreten von Schwindel charakterisiert ist, ist umstritten. Wir plädieren dafür, um zum einen dem Kranken – im anfallsfreien, aber mit Restschwindel einhergehenden Intervall, – Linderung seiner Beschwerden zu verschaffen, zum anderen sein vestibuläres System auf einen möglichen neuen Anfall besser vorzubereiten.

Da das Training gegen Schwindel auf einer Stimulation multisensorischer Koordinationen und Interaktionen aufbaut, taucht die Überlegung auf, auch an Patienten mit definierten zentralen Läsionen die hier vorgeschlagene Physiotherapie zu erproben. Diese Untersuchungen sind im Gange, die ersten Ergebnisse überwiegend positiv (Hörmann et al. 1985). Es ist wahrscheinlich, daß ähnlich wie bei der Rehabilitation anderer zentralnervöser Läsionen auch bei Störungen im zentralen „Gleichgewichtssystem" auf redundante Systeme oder Subsysteme zurückgegriffen werden kann.

## 4.6.2 Praktische Gesichtspunkte

Welche praktischen Gesichtspunkte lassen sich aus den dargestellten Erfahrungen ableiten? Sicherlich ist es wünschenswert, wenn Bewegungsübungen unter Anleitung einer Krankengymnastin erlernt und durchgeführt werden, wobei der psychischen Führung des Patienten eine große Bedeutung zukommt. Kemmler (1983) geht soweit, bei flugkranken Piloten zusätzlich eine Psychotherapie zu betreiben. Wenn dieser Idealfall nicht vorliegt, sollte der Arzt den Patienten zunächst einmal darüber aufklären, daß Ruhe und Schonung bei Erkrankungen, die mit Schwindel einhergehen, den Heilprozeß verzögern, aktive Maßnahmen ihn dagegen beschleunigen. Allein durch Bettruhe über 7 Tage gelang es bei Gesunden, zentralvestibuläre Reaktionen so zu stören, daß Dekompensationen wie Schwindel und Ataxie, die nicht auf Kreislaufursachen zurückzuführen sind (Haines 1974), auftraten. Brandt et al. (1983) empfehlen grundsätzlich, bei einem vestibulären Übungsprogramm bis an die Grenzen der Belastbarkeit zu gehen.

Das Trainingsprogramm selbst kann prinzipiell auch vom Patienten zu Hause mit einfacheren Mitteln fortgeführt werden. Das Fixationstraining kann auf einem beliebigen drehbaren Stuhl erfolgen, indem sich der Patient durch Abstoßen mit den Füßen selbst in Drehung versetzt. Die langsamen Blickfolgebewegungen lassen sich mit einem einfachen, mit Faden und Gewicht hergestellten Pendel trainieren. Zur Auslösung eines für die schnellen Blickbewegungen notwendigen optokinetischen Nystagmus ist ein schwarz-weiß gefleckter Fußball geeignet, der nur nahe genug vor den Augen des Patienten in Drehung versetzt werden muß. Schließlich läßt sich das für das propriozeptive Training notwendige Fußbrett selbst leicht herstellen.

Das Wesentliche des von uns benutzten Trainingsprogrammes besteht in einer spezifischen Aktivierung bestimmter vestibulärer Reflexe. Unter Vernachlässigung gewisser quantitativer Parameter lassen sich aber prinzipiell die gleichen Übungen unter vereinfachten Bedingungen durchführen.

## 4.6.3 Ausblick

Mit dem Training gegen Schwindel haben wir eine Methode der Physiotherapie vorgestellt, die, aufbauend auf Erkenntnissen über Abläufe der vestibulären Kompensation, dadurch gekennzeichnet ist, bestimmte vestibuläre, visuovestibuläre und propriozeptive Mechanismen selektiv zu fördern. Obwohl die hier dargelegten Ergebnisse ermutigend sind, ist das jetzt benutzte Trainingsprogramm noch nicht als Endpunkt der Entwicklung anzusehen, da es sich auf den gegenwärtigen Kenntnisstand über die vestibuläre Kompensation stützt. Ein noch besseres Verständnis der Physiologie und der Pathophysiologie des vestibulären Systems sowie weitere Erkenntnisse über motorische Strategien werden die Trainingsprogramme verfeinern und ihre Effekte noch erhöhen.

Als eine zukünftige Möglichkeit möchten wir auf die Methode eines visuellen Biofeedback hinweisen, von der allerdings erst vorläufige Ergebnisse vorliegen (Hamann et al. 1983). Dem Patienten werden seine Körperschwankungen als Posturogramme auf einem Bildschirm sichtbar gemacht und ihm damit die Möglichkeit gegeben, seine Körperschwankungen so zu beeinflussen, daß er möglichst stabil steht (Abb. 4.15).

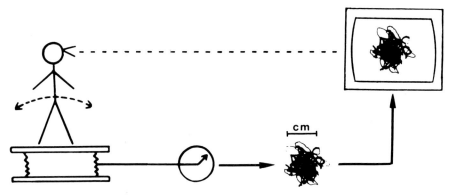

**Abb. 4.15.** Schematische Darstellung der Methode des visuellen Feedbacks. Der Patient erhält sein Posturogramm synchron auf einem Sichtgerät angeboten

Die ersten erfolgreichen Ergebnisse berechtigen dazu, diesen Weg weiter zu verfolgen.

Eine offene Frage stellt die Dauer des Trainingserfolges dar. Experimentelle Daten zur vestibulären Habituation belegen zwar, daß der Habituationserfolg die Habituierung überdauert, sich aber wieder verliert (Rossberg 1971; Maioli u. Precht 1985). Bedenkt man jedoch, daß beim Training physiologische Kompensationsvorgänge unterstützt werden, muß der Patient nicht notwendigerweise in den Zustand vor dem Training zurückfallen. Unsere Erfahrungen haben gezeigt, daß viele Patienten zu Hause die erlernten Übungen in vereinfachter Form allein weiterführen und in manchen Fällen um ein erneutes Training unter Anleitung gebeten haben. Mit der Aufforderung an den Patienten weiterhin motorisch aktiv zu bleiben, müßten sich nachträgliche Verluste der erfolgreichen Übungsbehandlung vermeiden lassen.

Mit den hier vorgelegten Daten ist nicht versucht worden, eine mögliche Altersabhängigkeit der Behandlungsergebnisse aufzudecken, auf die für die vestibuläre Kompensation manchmal verwiesen wird (Böhmer u. Pfaltz 1980). Ungeachtet dieser Einwände erscheint es gerade beim alten Menschen mit seinen vielfachen, nur schwer therapierbaren Koordinationsstörungen erstrebenswert, auch kleine Erfolge durch Förderung natürlicher, multisensorischer Kompensationsmechanismen zu erreichen.

# 5 Medikamentöse Therapie

## 5.1 Grundsätzliche Überlegungen zur medikamentösen Therapie des vestibulären Schwindels

Nach heutigem Erkenntnisstand der Pathophysiologie des vestibulären Systems ist der Schwindel als das Ergebnis eines intersensorischen Konfliktes aufzufassen (Brandt u. Daroff 1980b; vgl. 2.4). Durch eine Störung in einem oder mehreren Sinnessystemen ist das Zusammenspiel aller an der Raumorientierung, der Blickmotorik und der Körpergleichgewichtsregulation beteiligten Systeme beeinträchtigt. Das bedeutet, daß der Schwindel seine Ursache zwar in der Peripherie haben kann, seine Entstehung jedoch immer in zentralnervösen Strukturen erfolgt (vgl. 2.4).

Gelingt es, die Störung am peripheren Rezeptor zu beheben, so ist zu erwarten, daß auch die zentralen Interaktionen wieder normal funktionieren. So läßt sich der okuläre Schwindel, wenn er beispielsweise durch eine Dysmetrie verursacht wird, leicht durch eine Brillenanpassung beheben. Im Fall einer Läsion des vestibulären Rezeptors ist dies nur schwer erreichbar, in vielen Fällen a priori schon unmöglich. Auch wenn Modellvorstellungen für eine Durchblutungsverbesserung im Labyrinth und damit für eine Förderung der für die Rezeptorfunktionen wichtigen Substratzufuhr vorliegen (Neveling 1967; Stange u. Neveling 1980), so gibt es bis heute keine Nachweise, daß tatsächlich die Rezeptorfunktionen auf medikamentösem Wege positiv zu beeinflussen sind. Dieses wünschenswerte Ziel sollte nicht aus den Augen verloren werden. Dennoch ist es für die Therapie des Schwindels sekundär, da ja der eigentliche Pathomechanismus der Schwindelentstehung an zentralen Koordinationszentren abläuft. Es erscheint daher folgerichtig, an diesen Schaltstellen eine pharmakologische Beeinflussung zu versuchen.

Das Ziel einer medikamentösen Therapie des vestibulären Schwindels sollte es sein, Verbesserungen von Nervenzelleistungen in Hirnstrukturen zu erreichen, die die vestibuläre Information verarbeiten sowie die Integration der mit dem vestibulären System kooperierenden Sinnessysteme vornehmen. Dies ist denkbar durch gezielte Einflußnahme auf die neuronale Erregungsübertragung (Transmitter) oder durch ein erhöhtes Substratangebot für den neuronalen Stoffwechsel, also über eine verbesserte Hirndurchblutung.

Andererseits muß die Forderung gestellt werden, daß pharmakologische Interventionen die von der Natur vorgegebenen Erholungsmöglichkeiten nach vestibulären Läsionen nicht unterdrücken. Dieser Gesichtspunkt ist von besonderer Bedeutung, da aus Untersuchungen von Schaefer u. Meyer (1974) am Meerschweinchen bekannt ist, daß sich mit sedierenden Substanzen Hemmungen und Verzögerungen der vestibulären Kompensation hervorrufen lassen. In der gleichen Versuchsanordnung dieser Autoren kam es durch zentrale Stimulantien zu einer Beschleunigung der vestibulären Kompensation. In Abhängigkeit von der Dosis treten unter Alkohol beide Phänomene auf (Schaefer u. Wehner 1966). Zusammen mit Lannou durchgeführte eigene Beobachtungen an Ratten bestätigen dies. Nach Barbituratgaben traten bei bereits kompensierten Albinoratten erneut Dekompensationszeichen wie Nystagmus und Fallneigung regelmäßig auf.

Es erscheint daher bedenklich, Substanzen mit sedierenden Nebenwirkungen wie die häufig als Antivertiginosa verordneten Antihistaminika einzusetzen. Es ist zwar verständlich, daß durch eine allgemeine Dämpfung kognitiver Funktionen auch ein Schwindelgefühl unterdrückt werden kann, was jedoch nicht zur Folge haben darf, daß physiologischerweise ablaufende Kompensationsvorgänge gehemmt werden.

Die massive Unterdrückung eines Schwindelgefühls mit sedierenden Substanzen findet ihre Berechtigung nur in der Akuttherapie. Wenn es darum geht, einen schweren Schwindelanfall zu durchbrechen, ist die Gabe von stark dämpfenden Substanzen bis hin zu Butyrophenonen gerechtfertigt.

Es ist nicht erstaunlich, daß viele der „klassischen Antivertiginosa" im Tierexperiment Verkürzungen eines experimentell ausgelösten Nystagmus zeigen (Hamann et al. 1977). Dies wurde auch bei Untersuchungen am Menschen als elektrophysiologisches Korrelat einer antivertiginösen Wirkung angesehen (Oosterveld 1981; Scherer et al. 1978). Das gleiche gilt für die Abnahme von Entladungsraten vestibulärer Kernneuronen (Sekitani et al. 1981; Unemoto et al. 1982). Bei den für eine Erholung notwendigen Kompensationsvorgängen handelt es sich jedoch um aktive Vorgänge, die zu einem Wiederangleichen des Tonusgleichgewichts in den Vestibulariskernen und damit zu einem sinnvollen Zusammenspiel aller Interaktionen führen sollen. Es ist eher angezeigt, zentralfördernde, stimulierende Wirkstoffe in der Therapie des vestibulären Schwindels zu benutzen.

Da bis heute nur wenige Daten über die Transmittersubstanzen im zentral-vestibulären System vorliegen (Flohr et al. 1985; Galiana et al. 1984; Precht 1978) richtet sich die medikamentöse Therapie hauptsächlich auf eine Förderung der zerebralen Durchblutung mit dem Ziel, dadurch auch den Stoffwechsel und letztlich die Nervenzellfunktionen zu steigern. Für viele dieser Stoffe haben pharmakologische Experimente eine Wirkung auf die zerebrale Durchblutung oder auf den zerebralen Stoffwechsel nachgewiesen. Sie werden daher auch in der Therapie der Zerebralinsuffizienz eingesetzt. Allerdings wird darauf verwiesen, daß bei diesen sog. vasoaktiven Substanzen sorgfältig zu prüfen ist, ob sedierende Begleitwirkungen oder dämpfende Effekte auf das vestibuläre System vorliegen. Sie sind nämlich dann für eine Pharmakotherapie des vestibulären Schwindels nicht geeignet.

Bei einer kritischen Prüfung der allgemein empfohlenen und angewandten Pharmakotherapie des Schwindels wird deutlich, daß chemisch sehr unterschiedliche Stoffe mit offensichtlich verschiedenen Angriffspunkten verwandt werden. Daraus läßt sich schließen, daß bisher ein allgemein gültiges Konzept der Pharmakotherapie des vestibulären Schwindels nicht vorliegt. Obwohl nur wenige Autoren sich bei ihren Empfehlungen zur medikamentösen Therapie auf neurophysiologisch gesicherte Vorgänge stützen (Brandt u. Büchele 1983; Hamann et al. 1974; Hamann 1985a; Zee 1985), ist zu erwarten, daß von hier Ansätze zu einer rationalen Therapie des vestibulären Schwindels ausgehen.

## 5.2 Erfahrungen mit einer Kombination von medikamentöser Therapie (Ginkgo-biloba-Extrakt) und Trainingsbehandlung

### 5.2.1 Einleitung und Methodik

Es war naheliegend, das oben dargestellte Konzept einer pharmakologischen Beeinflussung von Schwindelbeschwerden mit einer Substanz zu überprüfen, die zum einen keine sedierenden Eigenschaften hat, zum anderen aber positive Wirkungen auf Hirndurchblutung und Hirnstoffwechsel, wie es für den Ginkgo-biloba-Extrakt bekannt ist (Heiss u. Zeiler 1978; Karcher et al. 1984).

Es soll hier resümierend über eine Studie berichtet werden, die als randomisierte Doppelblindstudie an insgesamt 35 Patienten durchgeführt wurde (Hamann 1985a).

In allen Fällen war eine klassische Therapie mit Infusionen und durchblutungsfördernden Maßnahmen sowie Antivertiginosa vorausgegangen, ohne daß eine zufriedenstellende Besserung des Schwindels erreicht worden war. Berücksichtigung fanden nur periphervestibuläre Erkrankungen. Für die Aufnahme in die Studie war gefordert, daß Dekompensationszeichen wie Schwindel, elektronystagmographisch faßbare Veränderungen der Blickmotorik oder Störungen des Körpergleichgewichts bestanden. Mindestens eines dieser pathologischen Zeichen mußte vorhanden sein. Alle Patienten unterzogen sich dem üblichen Trainingsprogramm (vgl. S. 63ff.). 17 Patienten erhielten zusätzlich ein Ginkgo-biloba-Präparat (Tebonin forte) als Verum in einer Dosis von 2 mal 40 Tropf. (160 mg Extrakt) über 4 Wochen, die anderen 18 Patienten ein Placebo gleichen Aussehens und gleichen Volumens.

Die Ergebnisse dieser Therapie wurden anhand eines Fragebogens, mit elektronystagmographischer Analyse der okulomotorischen Symptomatik sowie durch posturographischer Registrierung des Körpergleichgewichts (vgl. S. 67ff.) ermittelt.

## 5.2.2 Ergebnisse

Bei der Auswertung der Ergebnisse des subjektiven Schwindelerlebens mittels eines Fragebogens stellte sich heraus, daß in beiden Patientengruppen sehr gute Erfolge zu verzeichnen waren. Für die Patienten, die das Trainingsprogramm in Kombination mit Verum absolviert hatten, war der Schwindel in 80% gebessert oder verschwunden. Für die Patienten, die das Training mit gleichzeitiger Placebogabe durchgeführt hatten, waren es 82%. Der Unterschied war statistisch nicht signifikant.

Benutzt man das Verschwinden eines pathologischen Spontannystagmus als Kriterium für den Therapieerfolg, so zeigten sich gleichfalls für beide Patientengruppen deutliche Erfolge. Bei der Kombination von Verum und Training war in 11 von 15 Fällen kein Nystagmus mehr nachweisbar, beim Training allein war dies in 8 von

17 Fällen nachweisbar. Auch die vor Therapiebeginn bestehende Asymmetrien im rotatorischen Test zeigten eine deutliche Tendenz zur Harmonisierung. Während die Kombination von Ginkgo-biloba-Extrakt mit Training eine Verkürzung der perrotatorischen Seitendifferenzen von 12,5 s auf 11,9 s erbrachte, erreichte das Training allein einen Rückgang von 10,1 s auf 6,5 s. Die postrotatorischen Differenzen fielen unter Verum in Kombination mit dem Training von 14,3 s auf 7,7 s ab, für das Training allein von 9,4 s auf 7,2 s. In keinem Fall waren die Unterschiede zwischen beiden Therapieverfahren signifikant.

Bei der Auswertung der Posturogramme ließen sich für beide Patientengruppen Erfolge der Behandlung nachweisen. Wie die Abb. 5.1 ausweist, war nach 4 Wochen (= 10 Trainingstagen) eine signifikante Verkleinerung der Körperschwankamplituden gegenüber den Werten vor der Therapie nachweisbar. Dieser unter Trainingsbehandlung allein schon signifikante Befund wurde weiter verbessert und in seiner Signifikanz noch erhöht, wenn die Patienten zusätzlich Gingko-biloba-Extrakt eingenommen hatten (Abb. 5.1).

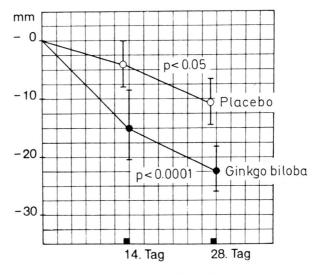

**Abb. 5.1.** Abnahme der Posturogrammamplituden unter vestibulärem Training sowie unter vestibulärem Training in Kombination mit Ginkgo-biloba-Extrakt

## 5.2.3 Diskussion

Die randomisierte Doppelblindstudie bestätigt, daß die Trainingsbehandlung bei Patienten mit Schwindelbeschwerden aufgrund peripher-vestibulärer Erkrankung Erfolge aufweist. Kombiniert man die physikalische Therapie mit einer Substanz, für die fördernde Wirkungen auf Hirnstoffwechsel und Hirndurchblutung bekannt sind (Heiss u. Zeiler 1978; Karcher et al. 1984) läßt sich der Effekt des Trainings noch verbessern. Am Symptom „Schwindel" ist dies nicht ablesbar, was wohl darauf zurückzuführen ist, daß in den Beschwerdenkomplex „Schwindel" zu viele subjektive Parameter eingehen. Da beide Gruppen als Therapiegrundlage eine Trainingsbehandlung durchgeführt hatten, war natürlich mit einer Besserung der Beschwerden auch durch Training allein zu rechnen. Bemerkenswert ist, daß die Quote der erfolgreich behandelten Fälle in beiden Gruppen sehr hoch liegt. Durch die objektive Analyse okulomotorischer Symptome mittels der Elektronystagmographie waren Verstärkungen des Trainingseffekts durch zusätzliche Gabe von Ginkgo-biloba-Extrakt an manchen Parametern ablesbar. Auch wenn diese Unterschiede noch nicht statistisch signifikant sind, zeichnet sich hier ein Trend ab, der bei der Analyse der Posturogrammamplituden klar zum Ausdruck kommt. Bei diesem Aufzeichnungsverfahren der Körperhaltung war die Verbesserung der Schwankamplituden durch die Kombination von Training und Pharmakon doch deutlich sichtbar und gegenüber den Ausgangswerten statistisch signifikant.

In der vorgelegten Studie läßt sich der Trainingseffekt selbst zunächst bestätigen, darüber hinaus eine Steigerung der Trainingserfolge durch Ginkgo-biloba-Extrakt bei vestibulospinalen Reaktionen belegen. Interessant wäre es, die physikalische und medikamentöse Therapie zeitlich nacheinander zu verabreichen, um so den pharmakologischen Effekt zu isolieren.

Die Untersuchung untermauert das Konzept, nach dem die vestibuläre Kompensation durch ein Pharmakon gefördert wird, das keinerlei sedierende oder vestibularis-dämpfende Wirkungen, dafür aber hirnstoffwechselaktive Wirkungen hat. Für die Praxis bedeutet dies, daß eine Kombination von aktivierender physikalischer Therapie mit einer Substanz wie Ginkgo-biloba-Extrakt (Tebonin forte) sinnvoll ist.

# *Literatur*

Anastasopoulos D, Mergner T (1982) Canal-neck interaction in vestibular nuclear neurons of the cat. Exp Brain Res 46:269–280
Andersson S, Gernandt BE (1954) Cortical projection of the vestibular nerve in cat. Acta Otolaryngol [Suppl] (Stockh) 116:10–18
Azzena GB, Mameli O, Tolu E (1976) Vestibular nuclei of hemilabyrinthectomized guinea pigs during decompensation. Arch Ital Biol 114:389–398
Azzena GB, Mameli O, Tolu E (1977) Vestibular units during decompensation. Experientia 33:234–236
Baarsma EA, Collewijn H (1975) Changes in compensatory eye movement after unilateral labyrinthectomy in the rabbit. Arch Otorhinolaryngol 211:219–230
Baker R, Berthoz A (1975) Is the prepositus hypoglossi nucleus the source of another vestibulo-ocular pathway? Brain Res 86:121–127
Barnes GR (1979) Head-eye coordination in normals and in patients with vestibular disorders. Adv Otorhinolaryngol 25:197–201
Bechterew W (1883) Ergebnisse der Durchschneidung des N. acusticus nebst Erörterung der Bedeutung der semicirculären Canäle für das Körpergleichgewicht. Pflügers Arch 30:312–347
Benson AJ (1984) Motion sickness. In: Dix MR, Hood JD (eds) Vertigo. Wiley & Sons, Chichester, pp 391–426
Black FO, Wall C, O'Leary DP (1978) Computerized screening of the human vestibulospinal system. Ann Otol Rhinol Laryngol 87:853–860
Bles W (1979) Sensory interactions and human posture. Academisch Proefschrift, Freie Universität Amsterdam
Bles W, Vianney de Jong JMB, de Wit G (1983) Compensation for labyrinthine defects examined by use of a tilting room. Acta Otolaryngol (Stockh) 95:576–579
Bles W, Vianney de Jong, de Wit G (1984) Somatosensory compensation for loss of labyrinthine function. Acta Otolaryngol (Stockh) 97:213–221
Bobath B (1973) Die Hemiplegie Erwachsener, 1. Aufl. Thieme, Stuttgart New York
Bockmeyer M, Hamann KF (1983) Vergleich zwischen optisch und akustisch ausgelösten Antworten des Körpergleichgewichtes des Menschen auf sinusoidale Reize. Arch Ohren Nasen Kehlkopfheilkd [Suppl] 2:81–83
Böhmer A, Pfaltz CR (1980) Interaction of vestibular and optokinetic nystagmus in patients with peripheral vestibular and central nervous disorders. ORL J Othorhinolaryngol Relat Spec 42:125–141
Boenninghaus HG (1980) Hals-Nasen-Ohrenheilkunde, 5. Aufl. Springer, Berlin Heidelberg New York
Brandt T (1981) Medikamentöse und physikalische Therapie des Schwindels und der Ataxie. Fortschr Neurol Psychiatr 49:88–100
Brandt T (1985) Differentialdiagnose klinischer Schwindelformen. MMW 127:1137–1140
Brandt T, Büchele W (1983) Augenbewegungsstörungen. Fischer, Stuttgart New York
Brandt T, Daroff RB (1980a) Physical therapy for benign paroxysmal positional vertigo. Arch Otolaryngol 106:484–485
Brandt T, Daroff RB (1980b) The multisensory physiological and pathological vertigo syndromes. Ann Neurol 7:195–203
Brandt T, Dichgans J, König E (1973) Differential effects of central versus peripheral vision on egocentric and exocentric motion perception. Exp Brain Res 16:476–491

Brandt T, Dichgans J, Wagner W (1974) Drug effectiveness on experimental optokinetic and vestibular motion sickness. Aerospace Med 45:1291–1297

Brandt T, Büchele W, Arnold F (1977) Arthrokinetic nystagmus and ego-motion sensation. Exp Brain Res 30:331–338

Brandt T, Bles W, Arnold F, Kapteyn TS (1979) Height vertigo and human posture. Adv Otorhinolaryngol 25:88

Brandt T, Heker M, Prager G, Wessels H (1983) Physikalische Therapie der akuten Labyrinthläsion und des benignen Lageschwindels. Z Krankengymnastik 35:58–68

Braun M (1980) Rehabilitation bei infizierter Schrumpfblase von Apoplektikern. Diagn Intensivther 5:85–88

Brodal A, Pompeiano O (1957) The vestibular nuclei in the cat. J Anat 91:438–454

Büttner U, Büttner-Ennever JA (1985) Schwindel-Physiologische und anatomische Grundlagen der gestörten Eigenbewegungswahrnehmung. MMW 127:1141–1144

Cawthorne T (1946) Vestibular injuries. Proc R Soc Med 39:270–273

Cazin L, Precht W, Lannou J (1980) Optokinetic responses of vestibular nucleus neurons in the rat. Pflügers Arch 384:31–38

Chambers BR, Mai M, Barber HO (1985) Bilateral vestibular loss, oscillopsia and the cervico-ocular reflex. Otolaryngol Head Neck Surg 93:403–407

Clark DL (1974) Effects of chronic 2 g centrifugation on equilibrium behavior in the rat. Behav Biol 12:509–516

Clément G, Courjon JH, Jeannerod M, Schmid R (1981) Unidirectional habituation of vestibulo-ocular responses by repeated rotational or optokinetic stimulations in the cat. Exp Brain Res 42:34–42

Cooksey FS (1946) Rehabilitation in vestibular injuries. Proc R Soc Med 39:273–275

Cotman CW, Nadler JV (1978) Reactive synaptogenesis in the hippocampus. In: Cotman CW (ed) Neuronal plasticity. Raven, New York, pp 227–271

Cotman CW, Lewis ER, Hand D (1981) The critical afferent theory: A mechanism to account for septohippocampal development and plasticity. In: Flohr H, Precht W (eds) Lesion induced neuronal plasticity in sensorimotor systems. Springer, Berlin Heidelberg New York, pp 13–26

Courjon JH, Jeannerod M, Ossuzio I, Schmid R (1977) The role of vision in compensation of vestibulo ocular reflex after hemilabyrinthectomy in the cat. Exp Brain Res 28:235–248

Curthoys IS, Markham CH (1971) Convergence of labyrinthine influences on units in the vestibular nuclei of the cat. I Natural stimulation. Brain Res 35:469–490

Dandy WE (1941) The surgical treatment of Ménière's disease. Surg Gynecol Obstet 72:421–425

Deecke L, Schwarz DWF, Fredrickson JM (1974) Nucleus ventroposterior inferior (VPI) as the vestibular thalamic relay in the rhesus monkey. I Field Potential Investigation. Exp Brain Res 20:88–100

Dichgans J, Brandt T (1972) Visual-vestibular interaction and motion perception. In: Dichgans J, Bizzi E (eds) Cerebral control of eye movement and motion perception. Karger, Basel New York, pp 327–338

Dichgans J, Brandt T (1978) Visual-vestibular interaction: Effects on self-motion perception and postural control. In: Held R, Leibowitz HW, Teuber HL (eds) Perception. Springer, Berlin Heidelberg New York (Handbook of sensory physiology, vol 8, pp 755–804).

Dichgans J, Schmidt CL, Graf W (1973a) Visual input improves the speedometer function of the vestibular nuclei in the goldfish. Exp Brain Res 18:319–322

Dichgans J, Bizzi E, Morasso P, Tagliasco V (1973b) Mechanisms underlying recovery of eye-head coordination following bilateral labyrinthectomy in monkeys. Exp Brain Res 18:548–562

Dickinson J, Leonard JA (1967) The role of peripheral vision in static blancing. Ergonomics 10:421–429

Dieringer N, Precht W (1979a) Mechanisms of compensation for vestibular deficits in the frog. I Modification of the excitatory commissural system. Exp Brain Res 36:311–328

Dieringer N, Precht W (1979b) mechanisms of compensation for vestibular deficits in the frog. II Modification of the inhibitory pathways. Exp Brain Res 36:329–341

Dieringer N, Künzle H, Precht W (1984) Increases projection of ascending dorsal root fibers to vestibular nuclei after hemilabyrinthectomy in the frog. Exp Brain Res 55:574–578

Dix MR (1976) The physiological basis and practical value of head exercises in the treatment of vertigo. Practitioner 217:919–924

Dix MR (1979) The rationale and technique of head exercises in the treatment of vertigo. Acta Otorhinolaryngol Belg 33:370–384

Dodge R (1923) Habituation to rotation. J Exp Psychol 6:1–35
Duensing F, Schaefer KP (1958) Die Aktivität einzelner Neurone im Bereich der Vestibulariskerne bei Horizontalbeschleunigungen unter besonderer Berücksichtigung des vestibulären Nystagmus. Arch Psychiatr Nervenkr 198:225–252
Edwards AS (1946) Body sway and vision. J Exp Psychol 36:526–535
Ewald JR (1892) Physiologische Untersuchungen über das Endorgan des N. oktavus. Bergmann, Wiesbaden
Eyck M van (1956) Etude analytique du phénomène de compensation vestibulaire après labyrinthectomie unilaterale. Acta Otolaryngol 46: 279–284
Fisch U (1973) The vestibular response following unilateral vestibular neurectomy. Acta Otolaryngol 76:229–238
Fischer B, Lehrl S (1983) Biologische und informationspsychologische Grundlagen des zerebralen Jogging. Narr, Tübingen
Fischer MH, Kornmüller AE (1930) Optokinetisch ausgelöste Bewegungswahrnehmungen und optokinetischer Nystagmus. J Psychol Neurol 41:273–308
Flohr H, Abeln W, Lüneburg U (1985) Neurotransmitter and neuromodulator systems involved in vestibular compensation. In: Berthoz E, Melvill Jones G (eds) Adaptive mechanisms in gaze control. Elsevier, Amsterdam, pp 269–277
Fredrickson JM, Schwarz D, Kornhuber HH (1966) Convergence and interaction of vestibular and deep somatic afferents upon neurons in the vestibular nuclei of the cat. Acta Otolaryngol 61:168–188
Fregly AR (1974) Vestibular ataxia and its measurement in man. In: Kornhuber HH (ed) Psychophysics, applied aspects and general interpretations. Springer, Berlin Heidelberg New York (Handbook of sensory physiology, vol 6/2, pp 321–360)
Frenzel H (1955) Spontan- und Provokationsnystagmus als Krankheitssymptom. Springer, Berlin Göttingen Heidelberg
Galiana HL, Flohr H, Melvill Jones G (1984) A revaluation of intervestibular nuclear coupling: its role in vestibular compensation. J Neurophysiol 51:242–259
Gernandt BE, Thulin CA (1952) Vestibular connections of the brain stem. Am J Physiol 171:121–127
Glaser EM (1968) Die physiologischen Grundlagen der Gewöhnung. Thieme, Stuttgart New York
Glees P (1962) Gehirn. In: Rosemann HU (Hrsg) Lehrbuch der Physiologie des Menschen, Bd II. Urban & Schwarzenberg, München Wien Baltimore S 716–771
Goldmann PS, Lewis ME (1978) Developmental biology of brain damage. In: Cotman CW (ed) Neuronal plasticity. Raven, New York, pp 291–310
Graybiel A, Wood CD (1969) Rapid vestibular adaption in a rotating environment by means of controlled head movements. Aerospace Med 40:638–643
Gresty MA (1976) A re-examination of neck-reflex eye movements in the rabbit. Acta Otolaryngol (Stockh) 81:386–394
Gresty MA, Hess K, Leech J (1977) Disorders of the vestibulo-ocular reflex producing oscillopsia and mechanisms compensating for loss of labyrinthine function. Brain 100:693–716
Groen JJ (1972) Vestibularapparat. In: Gauer OH, Kramer K, Jung R (Hrsg) Physiologie des Menschen, Hören, Stimme, Gleichgewicht, Bd 12. Urban & Schwarzenberg, München Wien Baltimore S 127–153
Haase J (1976) Haltung und Bewegung und ihre spinale Koordination. In: Gauer OH, Kramer K, Jung R (Hrsg) Sensomotorik, Physiologie des Menschen, Bd 14. Urban & Schwarzenberg, München Wien Baltimore, S 99–191
Haddad GM, Friendlich AR, Robinson DA (1977) Compensation of nystagmus after VIII[th] nerve lesions in vestibulocerebellectomized cats. Brain Res 135:192–196
Haines RR (1974) Effect of bed rest and exercise on body balance. J Appl Physiol 36:323–327
Hamann KF (1985a) Physikalische Therapie des vestibulären Schwindels in Verbindung mit Ginkgo-biloba-Extrakt. Therapiewoche 35:4586–4590
Hamann KF (1985b) Kritische Anmerkungen zum sogenannten zervikogenen Schwindel. Laryngol Rhinol Otol 64:156–157
Hamann KF (in Vorbereitung) Versuch zur Quantifizierung des Drehschwindels.
Hamann KF, Bockmeyer (1983) Behandlung vestibulärer Funktionsstörungen durch ein Übungsprogramm. Laryngol Rhinol Otol (Stuttgart) 62:474–475
Hamann KF, Lannou J (1987) Acta Otolaryngol (Stockholm)

Hamann KF, Sterkers JM (1979) Etude électronystagmographique de la compensation vestibulaire précoce après section du nerf vestibulaire. Soc Laryngol Hôp Paris 19.11.1979

Hamann KF, Holm E, Wyrwoll M, Lucman D (1974) Wirkungen einer antivertiginösen Substanz Sulpirid (Dogmatil) auf Strukturen des vestibulären und des limbischen Systems der Katze. Laryngol Rhinol Otol (Stuttg) 53:434–440

Hamann KF, Jacke O, Eisenkopf N, Magin T (1977) Wirkungsvergleich zwischen Dimenhydrinat, Thiethylperazin und Dehydrobenzperidol. Elektronystagmographische Untersuchungen an Kaninchen. Arch Ohren Nasen Kehlkopfheilkd 216:531

Hamann KF, Vidal PP, Sterkers JM, Berthoz A (1979) A new test for postural disorders: An application of visual stabilization. Agressologie 20:129-130

Hamann KF, Sterkers JM, Lannou J (1980) Zum Zeitverlauf der vestibulären Kompensation beim Menschen und im Tierversuch. Arch Ohren Nasen Kehlkopfheilkd 227:487–490

Hamann KF, Roggenkämper P, Steinhoff J (1981) Können optische Sinnestäuschungen die Körperhaltung beeinflussen? Arch Ohren Nasen Kehlkopfheilkd 231:630–633

Hamann KF, Krausen C, Ried C (1983) Versuch der Beeinflussung des Körpergleichgewichtes durch visuelles Biofeedback. Arch Ohren Nasen Kehlkopfheilkd [Suppl] 2:79–81

Heiss WD, Zeiler K (1978) Medikamentöse Beeinflussung der Hirndurchblutung. Pharmakotherapie 1:137–144

Hendriksson NG, Kohut R, Fernandez C (1961) Studies on habituation of vestibular reflexes. Acta Otolaryngol (Stockh) 53:333–349

Hennebert PE (1960) Nystagmus audiocinétique. Acta Otolaryngol (Stockh) 51:412–415

Honrubia V, Koehn WW, Jenkins HA, Fenton WH (1982) Visual-vestibular interaction: Effect of prolonged stimulation on the vestibulo-oculomotor reflex responses. Exp Neurol 76:347–360

Hood JD (1975) The definition of vestibular habituation. In: Naunton RF (ed) The vestibular system. Academic Press, New York, pp 219–224

Hood JD, Pfaltz CR (1954) Observations upon the effects of repeated stimulation upon rotational and caloric nystagmus. J Physiol (Lond) 124:130–144

Hörmann M, Hamann KF, Bockmeyer M (1985) Optisches Biofeedback bei Gleichgewichtsstörungen infolge von Schäden im cerebellären und zentral-vestibulären System. Vortrag Deutsche Gesellschaft für Neurotraumatologie und klinische Neuropsychologie Mannheim 1985

Horn E (1981) An ontogenetic approach to vestibular compensation mechanisms. In: Flohr H, Precht W (eds) Lesion induced neuronal plasticity in sensorimotor systems. Springer, Berlin Heidelberg New York, pp 173–183

Hufschmidt A, Mauritz KH (1984) Physiologie und Pathophysiologie des aufrechten Stehens. Haltung und Bewegung beim Menschen. Springer, Berlin Heidelberg New York Tokyo, S 65–85

Hydén D, Larsby B, Schwarz DWF, Ödkvist LM (1983) Quantification of slow compensatory eye movements in patients with bilateral vestibular loss. Acta Otolaryngol (Stockh) 96:199–206

Igarashi M, Guiterrez O (1983) Analysis of righting reflex in cats with unilateral and bilateral labyrinthectomy. ORL J Otorhinolaryngol Relat Spec 45:279–289

Igarashi M, Watanabe T, Maxian PM (1970a) Dynamic equilibrium in squirrel monkeys after unilateral and bilateral labyrinthectomy. Acta Otolaryngol (Stockh) 69:247–253

Igarashi M, Alford BR, Watanabe T, Maxian PM (1970b) Direction of ataxic gait after unilateral partial destruction of the vestibular system in squirrel monkeys. Laryngoscope 80:896–914

Igarashi M, Alford BR, Kato Y, Levy JK (1975) Effect of physical exercise upon nystagmus and locomotor dysequilibrium after labyrinthectomy in experimental primates. Acta Otolaryngol (Stockh) 79:214–220

Igarashi M, Leva JK, Alford BR, Homick JL (1978) Effect of exercise upon locomotor balance modification after peripheral vestibular lesions in squirrel monkeys. Symp Barany Soc 23

Igarashi M, Levy JKL, O-Uchi T, Reschke MF (1981) Further study of physical exercise and locomotor balance compensation after unilateral labyrinthectomy in squirrel monkeys. Acta Otolaryngol (Stockh) 92:101–105

Istl YE, Hydén D, Schwarz DWF (1983) Quantification and localization of vestibular loss in unilaterally labyrinthectomized patients using a precise rotatory test. Acta Otolaryngol (Stockh) 96:437–445

Ito J, Matsuoka I, Sasa M, Takaori S (1985) Commissural and ipsilateral internuclear connection of vestibular nuclear complex of the cat. Brain Res 341:73–81

Ito M (1975) The vestibulo-cerebellar relationships: Vestibulo-ocular reflex arc and flocculus. In: Naunton RF (ed) The vestibular system. Academic Press, New York, pp 129–145

Ito M, Hongo T, Okada Y (1969) Vestibular evoked postsynaptic potentials in Deiters neurons. Exp Brain Res 7:214–230

Jeannerod M, Magnin M, Schmid R, Stefanelli M (1976) Vestibular habituation to angular velocity steps in the cat. Biol Cybern 22:39–48

Jung R (1984) Zur Bewegungsphysiologie beim Menschen: Fortbewegung, Zielsteuerung und Sportleistungen. In: Berger W, Dietz V, Hufschmidt A, Jung R, Mauritz KH, Schmitbleicher D (Hrsg) Haltung und Bewegung beim Menschen. Springer, Berlin Heidelberg New York Tokyo, S 7–63

Karcher L, Zagermann P, Krieglstein J (1984) Effect of an extract of Ginkgo biloba on rat brain energy metabolism in hypoxia. Naunyn Schmiedebergs Arch Pharmacol 327:31–35

Kasai T, Zee DS (1978) Eye-head coordination in labyrinthine-defective human beeings. Brain Res 144:123–141

Keller EL, Precht W (1978) Persistence of visual response in vestibular nucleus neurons in cerebellectomized cat. Exp Brain Res 32:591–594

Kemmler R (1983) Zur Entwicklung eines Anti-Air-sickness-Trainingsprogrammes. DGLRM-Tagung Fürstenfeldbruck 14. 4. 1983

Kerek-Bodden HE (1984) Beschwerden in der Allgemeinpraxis. Dtsch Ärztebl 81:3228

Klinke R, Galley N (1974) Efferent innervation of vestibular and auditory receptors. Physiol Rev 54:316–357

Kornhuber HH (1966) Physiologie und Klinik des zentralvestibulären Systems. In: Berendes J, Link R, Zöllner F (Hrsg) Hals-Nasen-Ohren-Heilkunde Thieme, Stuttgart New York, S 2150–2351

Kornhuber HH (1978) Blickmotorik. In: Gauer OH, Kramer K, Jung R (Hrsg) Sehen Sinnesphysiologie III, Physiologie des Menschen Bd 13. Urban & Schwarzenberg, München Wien Baltimore, S 357–426

Korte GE, Friedrich VL (1979) The fine structure of the feline superior vestibular nucleus: Identification and synaptology of the primary vestibular afferents. Brain Res 176:3–32

Krausen C (1983) Einflüsse der Sehfeldstabilisierung auf vestibulospinale Prüfungen. Klinische Beobachtungen und posturographische Analysen. Med. Dissertation, Technische Universität München

Lacour M, Xerri C (1981) Vestibular compensation: New perspectives. In: Flohr H, Precht W (eds) Lesion-induced neuronal plasticity in sensorimotor systems. Springer, Berlin Heidelberg New York, pp 240–253

Lacour M, Roll JP, Appaix M (1976) Modifications and development of spinal reflexes in the alert baboon (Papio Papio) following an unilateral vestibular neurotomy. Brain Res 113:255–269

Ladpli R, Brodal A (1968) Experimental studies of commissural and reticular formation projections from the vestibular nuclei in the cat. Brain Res 8:65–96

Lange G, Kornhuber HH (1962) Zur Bedeutung peripher- und zentralvestibulärer Störungen nach Kopftraumen. Arch Ohren Nasen Kehlkopfheilkd 179:366–385

Lannou J, Cazin L, Hamann KF (1980) Response of central vestibular neurons to horizontal linear acceleration in the rat. Pflügers Arch 325:123–129

Lannou J, Cazin L, Precht W, Toupet M (1982) Optokinetic, vestibular, and optokinetic-vestibular responses in albino and pigmented rats. Pflügers Arch 393:42–44

Ledoux A, Demanez JP (1967) Nystagmographie les yeux ouverts ou fermés au cours de l'épreuve calorique. Acta otorhinolaryngol. Belg 21:31–40

Lishman JR, Lee DN (1973) The autonomy of visual kinaesthesis. Perception 2: 287–294

Llinás R, Walton (1977) Significance of the olivo-cerebellar system in compensation of ocular position following unilateral labyrinthectomy. In: Baker R, Berthoz A (eds) Control of gaze by brain stem neurons. Elsevier, Amsterdam, pp 399–408

Llinás R, Precht W, Clarke M (1971) Cerebellar Purkinje cell responses to physiological stimulation of the vestibular system in the frog. Brain Res 13:408–431

Longstreet Taylor H, Henschel A, Brozek J, Keys A (1949) Effect of bed rest on cardiovascular function and work performance. J Appl Physiol 2:223–239

Magnus R (1924) Körperstellung. Springer, Berlin

Maioli C, Precht W (1985) On the role of vestibulo-ocular reflex plasticity in recovery after unilateral peripheral vestibular lesions. Exp Brain Res 59:267–272

Maioli C, Precht W, Ried S (1983) Short and long-term modifications of vestibulo-ocular response dynamics following unilateral vestibular nerve lesions in the cat. Exp Brain Res 50:259–274

Markham CH, Yagi T, Curthoys IS (1977) The contribution of the contralateral labyrinth to second order vestibular neuronal activity in the cat. Brain Res 138:99–109

Mauritz KH, Dietz V (1980) Characteristics of postural instability induced by ischemic blocking of leg afferents. Exp Brain Res 38:117–119

McCabe BF (1970) Labyrinthine exercises in the treatment of diseases characterized by vertigo: Their physiological basis and methodology. Laryngoscope 80:1429–1433

McCabe BF, Ryu JH (1969) Experiments on vestibular compensation. Laryngoscope 79:1728–1736

McCabe BF, Ryu JH, Sekitani T (1972) Further experiments on vestibular compensation. Laryngoscope 82:381–396

Mittermaier R (1950) Über die Ausgleichsvorgänge im Vestibularapparat. Z Laryngol Rhinol 29:487–495

Miyoshi T, Pfaltz CR, Piffko P (1983) Effect of repetitive optokinetic stimulation upon optokinetic and vestibular responses. Acta Otolaryngol (Stockh) 75:259–265

Mizukoshi K, Pfaltz CR (1977) The influence of optokinetic training upon vestibular responses induced by repetitive sinusoidal stimuli. J Otorhinolaryngol Relat Spec 39:292–304

Mucha C (1982) Bewegungstherapie bei Erkrankungen des Bewegungsapparates. Med Klin 77:750–754

Mumenthaler M (1981) Der neurologische Patient und der Schwindel. In: Karbowski K (Hrsg) Der Schwindel aus interdisziplinärer Sicht. Springer, Berlin Heidelberg New York, S 37–59

Nashner L, Berthoz A (1978) Visual contribution to rapid motor responses during postural control. Brain Res 150:403–407

Nelson JR (1972) The effect of unilateral labyrinthectomy on postural equilibrium in man. Aggressologie 13:91

Neveling R (1967) Die akute Ertaubung. Kölner Universitätsverlag, Köln

Noda HR, Asoh R, Shibagaki M (1977) Floccular unit activity associated with eye movements and fixation. In: Baker R, Berthoz A (eds) Control of gaze by brain stem neurons. Elsevier North Holland, New York Oxford, pp 371–380

Norré M (1978) The unilateral vestibular hypofunction. Acta otorhinolaryngol Belg 32:410–667

Norré ME, de Weerdt W (1979) Principes et élaboration d'une technique de rééducation vestibulaire, le "vestibular habituation training". Ann Otolaryngol Chir Cervicofa 96:217–227

Oosterveld W (1981) Vestibular pharmacology of domperidone in rabbits and man. J Otorhinolaryngol Relat Spec 43:175–180

Osterhammel P, Terkildsen K, Zilstorff K (1968) Vestibular habituation in ballet dancers. Acta Otolaryngol (Stockh) 66:221–228

Petrosini L (1983) Compensation of vestibular symptoms in hemilabyrinthectomized guinea pigs. Role of the sensorimotor activation. Behav Brain Res 8:335–342

Pfaltz CR (1980) Galvanische Prüfung. In: Methoden zur Untersuchung des vestibulären Systems. Offizielle Mitteilungen der Deutschen Gesellschaft für Hals-Nasen-Ohren-Heilkunde, Kopf- und Hals-Chirurgie, Bd 5. Demeter, Gräfelfing, S 47–50

Pfaltz CR, Allum JHJ (1985) Vestibular compensation after acoustic neuroma surgery. Otorhinolaryngol 34:164–175

Pfaltz CR, Kamath R (1971) The problem of central compensation of peripheral vestibular dysfunctions. Acta Otolaryngol (Stockh) 71:266–272

Pfaltz CR, Novak B (1977) Optokinetic training and vestibular habituation. ORL 39: J Otorhinolaryngol Relat Spec 309–320

Piper HF (1984) Schwindel aus ophthalmologischer Sicht. Therapiewoche 34:1285–1293

Pompeiano O (1975) Vestibular-spinal relationsships. In: Naunton RF (eds) The vestibular system. Academic Press, New York, pp 147–184

Precht W (1978) Neuronal operations in the vestibular system. Springer, Berlin Heidelberg New York

Precht W, Shimazu H (1965) Functional connections of tonic and kinetic vestibular neurons with primary vestibular afferents. J Neurophysiol 28:1014–1028

Precht W, Shimazu H, Markham CH (1966) A mechanism of central compensation of vestibular function following hemilabyrinthectomy. J Neurophysiol 29:996–1010

Putkonen PTS, Courjon JH, Jeannerod M (1977) Compensation for postural effects of hemilabyrinthectomy in the cat. A sensory substitution process? Exp Brain Res 28:249–257

Rademaker GGJ (1935) Réactions labyrinthiques et équilibre. Masson, Paris

Ried C (1986) Galvanische Reizung in der Vestibularisdiagnostik, Med. Dissertation Technische Universität München

Ried S, Maioli C, Precht W (1984) Vestibular nuclear neuron activity in chronically hemilabyrinthectomized cats. Acta otolaryngol (Stockh) 98:1–13

Robinson DA (1974) The effect of cerebellectomy on the cat's vestibulo-ocular integrator. Brain Res 71:195–207

Rossberg G (1971) Regulation, Leistungsfähigkeit und Trainierbarkeit des Vestibularissystems. Pract Otorhinolaryngol 33:278–288

Rossberg G, Talsky D (1970) Untersuchungen zur Trainierbarkeit des Gleichgewichtssystems. Sportarzt Sportmed 6:136–140

Rusche G (1985) Wirkungen visueller Sinnestäuschungen auf das Körpergleichgewicht. Dissertation TU München

Sanchez-Robles S, Anderson JH (1978) Compensation of vestibular deficits in the cat. Brain Res 147:183–187

Schaefer KP, Meyer DL (1974) Compensation of vestibular lesions. In: Kornhuber HH (ed) Vestibular system. Springer Berlin Heidelberg New York (Handbook of sensory physiology, vol 6/2, pp 463–490)

Schaefer KP, Wehner H (1966) Zur pharmakologischen Beeinflussung zentralnervöser Kompensationsvorgänge nach einseitiger Labyrinthausschaltung durch Krampfgifte und andere erregende Substanzen. Naunyn-Schmiedebergs Arch Pharmacol 254:1–17

Schaefer KP, Suess KJ, Friedrich HA (1983) Moving sound sources and their clinical ability. In: Pfaltz CR (ed) Neurophysiological and clinical aspects of vestibular disorders. Karger, Basel, pp 274–277

Scherer H (1984) Das Gleichgewicht. Springer, Berlin Heidelberg New York Tokyo

Scherer H, Schmidtmayer E, Hirche H (1978) Die Wirkung von Bencyclan, Flunarizin und Naftidrofuryl auf den Nystagmus eines kalorischen Dauerreizes. Laryngol Rhinol Otol 57:773–778

Schmid R, Jeannerod M (1985) Vestibular habituation: an adaptive process? In: Berthoz A, Melvill Jones G (eds) Adaptive mechanisms in gaze control. Elsevier, Amsterdam New York Oxford, pp 113–122

Schmidt CL (1979) Zur funktionellen Bedeutung der efferenten Innervation vestibulärer Rezeptoren. Habilitationsschrift, Universität Freiburg

Schmidt CL (1985) Zur Pathophysiologie des peripheren, paroxysmalen, benignen Lagerungsschwindels (BPPV). Laryngol Rhinol Otol 64:146–155

Schmidt RF (1977a) Der Aufbau des Nervensystems. In: Schmidt RF (Hrsg) Grundriß der Neurophysiologie, 4. Aufl. Springer, Berlin Heidelberg New York, S 1–19

Schmidt RF (1977b) Synaptische Übertragung. In: Schmidt RF (Hrsg) Grundriß der Neurophysiologie, 4. Aufl. Springer, Berlin Heidelberg New York, S 72–107

Schuknecht HF (1975) Positional nystagmus of the benign paroxysmal type. In: Naunton RF (ed) The vestibular system. Academic Press, New York San Francisco London, pp 421–426

Sekitani T, McCabe BF, Ryu JH (1971) Drug effects on the medial vestibular nucleus. Arch Otolaryngol 93:581–589

Semont A, Sterkers JM (1976) La rééducation des troubles vestibulaires. Journée de Rééducation 38–42

Shimazu H, Precht W (1965) Tonic and kinetic responses of cat's vestibular neurons to horizontal angular acceleration. J Neurophysiol 28:991–1013

Shimazu H, Precht W (1966) Inhibition of central vestibular neurons from the contralateral labyrinth and its mediating pathway. J Neurophysiol 29:467–492

Singer W (1982) Recovery mechanisms in the mammalian brain. In: Nicholls JG (ed) Repair and regeneration of the nervous system. Springer, Berlin Heidelberg New York, pp 203–226

Sirkin DW, Precht W, Courjon JH (1984) Initial, rapid phase of recovery from unilateral vestibular lesion in rat not dependent on survival of central portion of vestibular nerve. Brain Res 302:245–256

Spiegel EA, Démétriades (1925) Die zentrale Kompensation des Labyrinthverlustes. Pflügers Arch 210:215–222

Stange G, Neveling R (1980) Hörsturz. In: Berendes J, Link R, Zöllner F (Hrsg) Hals-Nasen-Ohren-Heilkunde in Praxis und Klinik, 2. Aufl., Bd. 6. Thieme, Stuttgart New York, S 45.1.–45.31

Stenger HH (1959) „Erholungsnystagmus" nach einseitigem Vestibularisausfall, ein dem Bechterew-Nystagmus verwandter Vorgang. Arch Ohren Nasen Kehlkopfheilkd 175:545–549

Sterkers JM (1977) La méthode du «point de mire» pour la rééducation anti-vertigineuse. Rev Laryngol (Paris) 98:535–539

Sterkers JM, Hamann KF (1979a) Neurinomes de l'acoustique bilatéraux. A propos de 8 observations. Ann Otolaryngol Chir Cervicofac 96:623–635

Sterkers JM, Hamann KF (1979b) Compensation after bilateral surgical denervation of the vestibular apparatus. In: Silverstein H, Norell H (eds) Neurological surgery of the ear. Aesculapius, Birmingham, pp 85–88

Stoll W, Matz DR, Most E (1986) Schwindel und Gleichgewichtsstörungen. Thieme, Stuttgart New York

Studer H (1981) Der internistische Patient und der Schwindel. In: Karbowski K (Hrsg) Der Schwindel aus interdisziplinärer Sicht. Springer, Berlin Heidelberg New York, S 61–74

Takemori S, Ida M, Umezu H (1985) Vestibular training after sudden loss of vestibular functions. ORL J Othorhinolaryngol Relat Spec 47:76–83

Terrahe K (1985) Das zervikokraniale Syndrom in der Praxis des HNO-Arztes. Laryngol Rhinol Otol 64:292–299

Tokita T, Taguchi T, Matuoka T (1972) A study on labyrinthine ataxia with special reference to proprioceptice reflexes. Acta Otolaryngol (Stockh) 74:104–112

Uemura T, Cohen B (1972) Vestibular-ocular reflexes: Effects of vestibular nuclear lesions. Progr Brain Res 37:515–528

Unemoto H, Sasa M, Takaori S, Ito J, Matsuoka I (1982) Inhibitory effects of betahistine on polysynaptic neurons in the lateral vestibular nucleus. Arch Otorhinoryngol 236:229–236

Waespe W, Henn V (1977) Neuronal activity in the vestibular nuclei of the alert monkey during vestibular and optokinetic stimulation. Exp Brain Res 27:523–538

Wernig A, Pécot-Dechavassine M, Stöver H (1980) Sprouting and regression of the nerve at the frog neuromuscular junction in normal conditions and after prolonged paralysis with curare. J Neurocytol 9:277–303

Wirth G (1969) Untersuchungen über die statischen Funktionen bei Taubstummen mit und ohne Vestibularisausfall. Monatsschr Ohrenheilkd 97:501–505

De Wit G (1972) Optic versus vestibular and proprioceptive impulses, measured by posturometry. Aggressologie 13 B:75–79

Wolff HD (1983) Neurophysiologische Aspekte der manuellen Medizin, 2. Aufl. Springer, Berlin Heidelberg New York Tokyo

Xerri C, Lacour M (1980) Compensation des déficits posturaux et cinétiques après neurectomie vestibulaire unilatérale chez le chat. Acta Otolaryngol (Stockh) 90:414–424

Yagi T, Markham CH (1984) Neural correlates of compensation after hemilabyrinthectomy. Exp Neurol 84:98–108

Young LR, Henn VS (1974) Selective habituation of vestibular nystagmus by visual stimulation. Acta Otolaryngol (Stockh) 77:159–166

Zee DS (1985) Perspectives on the pharmacotherapy of vertigo. Arch Otolaryngol 111:609–612

Zihl J (1981) Recovery of visual functions in patients with cerebral blindness. Effects of specific practice with saccadic localization. Exp Brain Res 44:159–169

# Sachverzeichnis

**A**
Adaptation 57
Akustikusneurinom 3, 31, 33, 52
Alkohol 80
Antihistaminika 80
Antivertiginosa 80
Astronautenkrankheit 25, 61
Ataxie 35, 70, 76
Augenmuskelkern 13

**B**
Babinski-Weil, Blindgang 8
Bahnungsphänomen 28, 57
Bechterew-Kompensation 31, 33, 34, 41
Beschleunigung linear 15
Bewegungssehen 16, 19
Biofeedback 20, 77
Blickfolgebewegung 8, 65, 66
Blickmotorik 6, 18, 22, 24, 32, 68, 71, 79, 82
Bogengangssystem 4, 12
Butyrophenone 80

**C**
Cupulolithiasis 3, 62, 63

**D**
Dislokationsgefühl 2, 32, 70

**E**
Elektronystagmografie 7, 52, 68, 72, 73, 82–84
Einzelzellregistrierung 38, 43–51, 80
Erholungsnystagmus 33, 55

**F**
Fixationssuppression 7, 64
Fixationstraining 62–64, 76
Flocculus 14, 36
Frequenzanalyse 69, 74

**G**
Ginkgo Biloba Extrakt 82–84

**H**
Habituation 57–59, 61, 78
Hirndurchblutung 3, 25, 31, 80–84
Hirnstamm 13, 21
Hirnstoffwechsel 25, 80–84
Höhenschwindel 25

**I**
Indikation 75
Interaktion, visuovestibulär 2, 16, 20, 21

**K**
Körperbewegung 10, 11, 18, 53, 66
Körperhaltung 10, 11, 18, 19, 23, 53, 66, 73, 74, 82–84
Körpermotorik 24, 79
Kleinhirn 13, 14, 15, 35, 36
Kompensation 3, 26–56, 60, 62, 63, 77, 78, 80, 81

**L**
Labyrinth 12, 79
Labyrinthektomie
– beidseitig 31–33, 40–43
– einseitig 29–56, 60
Labyrinthlose 11, 18, 33, 34
Lagerungstraining 4, 62, 63
Linearvektion 17

**M**
M. Menière 3, 52, 75

**N**
Nervensystem, Plastizität 26, 57
Nystagmus
– arthrokinetisch 22
– audiokinetisch 23
– optokinetisch 8, 18, 31, 68, 76
– spontan 6–8, 24, 30, 39, 52, 59, 60, 68, 71, 72, 80, 82–84

**O**
Oszillopsie 11, 18, 34
Otolithen 3, 12, 62, 63

## P
Phasenverhalten 15, 38, 46, 49, 53
Posturographie 10, 32, 69, 77, 82–84
Propriozeptoren 21, 22, 66

## R
Ratten
– albino 38–48, 53
– pigmentiert 38, 44, 48–51, 53
Raumorientierung 1, 2, 11, 24, 79
Reaktion
– postural 20, 25, 29, 37, 38
– vestibulospinal 10, 20, 29
Reflexbogen, vestibulookulär 13, 17, 30, 34, 36, 58, 59
Reizung
– linear 15
– optokinetisch 49–51, 58, 62, 68
– rotatorisch 14, 38, 39, 50, 61, 68
Rezeptoren 8, 11, 12, 79
Romberg-Stehversuch 8, 25, 62, 69, 82–84

## S
Schienentest 30, 41–43
Schwindel 1–6, 24, 31, 34, 53, 67, 68, 70, 71, 76, 79, 82–84
Seekrankheit 25
Sehfeldstabilisierung 19, 25
Skew Deviation 30
Spontanverhalten 38–40
Sprouting 27, 36
Substanzen, sedierend 70, 80
System
– akustisch 23
– kommissural 14, 36, 53–55
– propriozeptiv 11, 21–23, 37, 38, 66
– vestibulär 11–15, 65, 75, 81
– visuell 11, 16–21, 37

## T
Tabes dorsalis 24
Tonusgleichgewicht 24, 37, 53, 54, 81
Training 28, 57–78, 82–84
Typ-I-Neurone 14, 34–37, 43–55
Typ-II-Neurone 14, 35, 43–55

## U
Unterberger, Tretversuch 8, 62

## V
Verstärkungsfaktor 15, 30, 35, 38, 44–55, 59
Vestibulariskerne 13–15, 20–25, 38, 39, 43–55, 80

## Z
Zirkularvektion 17